U0314662

优碳营养技术

You Tan
Ying Yang Ji Shu

逯明福 ♥ 著

恢复人体代谢本能，远离肥胖、"四高"

《黄帝内经》曰

疾虽久，犹可毕也。言不可治者，未得其术也。

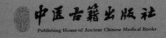

中医古籍出版社
Publishing House of Ancient Chinese Medical Books

图书在版编目（CIP）数据

优碳营养技术 / 逯明福 著 . —北京：中医古籍出版社，2023.5

ISBN 978-7-5152-2662-0

I.①优… Ⅱ.①逯… Ⅲ.①碳水化合物—营养代谢—研究

Ⅳ.①R151.2

中国国家版本馆CIP数据核字（2023）第085858号

优碳营养技术

逯明福　著

责任编辑　张　磊

封面设计　有　森

出版发行　中医古籍出版社

社　　址　北京市东城区东直门内南小街16号（100700）

电　　话　010-64089446（总编室）010-64002949（发行部）

网　　址　www.zhongyiguji.com.cn

印　　刷　廊坊市海涛印刷有限公司

开　　本　710mm×1000mm　1/16

印　　张　13

字　　数　180千字

版　　次　2023年5月第1版　2023年5月第1次印刷

书　　号　ISBN 978-7-5152-2662-0

定　　价　58.00元

序言
PREFACE

1972 年美国阿特金斯博士出版了《饮食革命》一书，系统阐述了低碳水化合物生酮饮食(low carbohydrate-ketogenic diet)的现代概念。近年来低碳水化合物饮食（简称低碳水饮食）在欧美国家甚至世界范围逐渐流行起来，这得益于一批有识之士的倡导和低碳水饮食实践者的勇敢尝试，更得益于众多学者的不断研究、改进和推动。

低碳水饮食的一个重要机制是促进机体生酮并利用酮体来供能，所以也称之为低碳/生酮饮食。随着世界各地有关这种饮食研究的深入，大量的临床试验和系统评价证实，低碳/生酮饮食疗法安全、有效。该疗法不仅减重效果明显，还能改善多项代谢相关指标，如降低血糖、血脂、血尿酸及血压水平，因而有助于控制、缓解、改善糖尿病、高血压、非酒精性脂肪肝、高脂血症、高尿酸血症、多囊卵巢综合征等慢性代谢性疾病，由此也极大降低了心脑血管疾病风险。越来越多的证据表明该饮食可能有益于免疫炎症性及退行性疾病的缓解，有益于肿瘤及阿尔茨海默病的防治，是广大患者的福音和希望。

近年来，随着应用人群的不断扩大，低碳/生酮饮食在代谢类疾病领域的应用也越来越成熟和完善，国内越来越多的人开始尝试并逐渐接受低碳/生酮饮食。在此过程中，众多自媒体也积极传播这种饮食相关知识，部分医疗机构也陆续开展低碳/生酮饮食治疗的应用和研究。如首都医科大学附属北京世纪坛医院等20多家三甲医院的专家就联合发表了三篇专家共识（《生酮饮食干预2型糖尿病专家共识》、《多囊卵巢综合征中国专家共识》及《单纯性肥胖的生酮饮食治疗临床路径》）。首都医科大学附属北京世纪坛医院还率先在国内开展了肿瘤的低碳／生酮饮食治疗。

虽然低碳／生酮饮食得到了广泛传播，但是在今天仍然受到一些质疑，很大原因在于大众心中治病靠药的观念。虽然中西医的先哲们都曾告诉我们药食同源，可还是会有人觉得，属于营养学范畴的低碳／生酮饮食，在治病上面只能是补充、支持、辅助，解决问题还是靠药物治疗。针对这样的观念本人曾旗帜鲜明地指出："营养就是治疗，而且是最好的治疗，是与手术、放疗、药物治疗并重，有时可能比它们更加重要的一种基础治疗方法，是疾病的一线治疗。"低碳／生酮饮食应该作为临床营养治疗方法之一，也应该成为未来临床营养学理论的重要内容。也许，不久的将来，低碳水饮食将成为慢性病的首选解决方案。

本书作者及其团队在慢病管理领域历经20余年的实践和探索，继承并发展低碳水饮食技术，提出了优碳营养技术，即优化的低碳水饮食技术，其优化的核心是营养补充，这是非常有价值和意义的尝试。针对性的营养补充对于提升低碳／生酮饮食在应用中的安全性、有效性有着非常重要的作用，这恰好弥补了无专业人士指导下使用低碳／生酮饮食过程中常见的不足。

作者及其团队对于低碳／生酮饮食并非停留在理论认识和推广应用方面，对于学术研究方面的重视及投入出乎我的意料，他们历时3年完成了超千人的专业慢病学术研究项目并发表多篇专业文章，实在难能可贵！

通过书中内容可以看到，此项慢病学术研究项目取得了很多不错的成果，对于低碳／生酮饮食在慢性代谢类疾病，特别是肥胖、糖尿病、高血压、高脂血症的干预管理方面取得了很多翔实的应用研究数据，这些数据为国内外低碳／生酮饮食的认识和应用提供了重要参考。

我们知道慢性代谢类疾病的核心机制是"胰岛素抵抗"，胰岛素抵抗也会极大增加心脑血管病、肿瘤、阿尔茨海默病的发病风险。减轻胰岛负担，维护胰岛功能，则可远离代谢性疾病，减少心脑血管病、肿瘤、阿尔茨海默病风险，将健康钥匙掌握在自己手中。

本书相关数据表明，优碳营养技术不仅对肥胖、糖尿病、高血压、高脂血症等慢病的干预效果显著，对于"胰岛素抵抗"的改善也很明显，说明该技术抓住了生活方式病的牛鼻子！更难能可贵的是，本书从优碳营养技术上升到优碳生活，将技术作为一种手段，结合健康教育更好地建立正确的生活方式。因此，我认为本书是作者前一本书《用生活方式解决生活方式病》的延续——用优碳生活解决生活方式病。

目前国内外低碳／生酮饮食类书籍越来越多，大部分以理论介绍为主，实操性工具书较少，讨论低碳／生酮饮食过程中营养补充重要性、必要性的专著更是缺乏。由于低碳／生酮饮食不是一种全面、平衡的饮食模式，如果缺乏科学、适当的营养补充，在某种程度上说是一种营养不良性饮食，营养补充的加入可以让这种饮食更为均衡，更加"平和"，从而适用于更广大的人群。

本书内容新颖、系统、实用，有理有据，适合有不良生活方式群体、慢性代谢类疾病患者阅读，对临床医生也具有一定参考价值，是一本实用大众健康科普读物。

希望作者及其团队再接再厉，在优碳营养技术改善慢病的机理方面做更深入的研究探索，为基础科学研究做出更大的贡献；同时注重与医疗机构的合作，促进优碳营养技术更好地服务患者。

2022 年 11 月

石汉平

石汉平：外科学教授，主任医师，博士生导师，美国外科学院院士(FACS)；首都医科大学附属北京世纪坛医院肿瘤营养与代谢中心主任、临床营养科主任，首都医科大学肿瘤学系主任，国家重点研发计划项目首席科学家。

前　言

PREFACE

我们专注于健康领域20多年，致力于彻底解决生活方式病。生活方式病是因不良生活方式而导致的一系列疾病，主要体现为"代谢综合征"，早期为肥胖，中期为"四高"（高血糖、高血压、高血脂、高尿酸），后期会因并发症而转化成心脑血管疾病，危及生命。

第一个10年，主要是从理论到实践。始终坚持基本的医学理念——照顾人体本能。我们追踪国内外先进的理论和技术，积极运用到实践之中，这个过程发现并确信了"低碳水饮食技术"（简称低碳技术）巨大的技术潜力，低碳技术通过降低碳水摄入，启动脂肪为细胞供能，实现减脂的功能。低碳技术在减脂上比节食类的低热技术先进，但其本身也有诸多需要优化的方面。

第二个10年，主要是从实践到理论。虽然学习还在继续，但是从文献中能学到的东西越来越少。同行掌握的问题我们基本已经掌握，而我们遇到的困惑同行大多还没来得及解决。我们在实践中不断探索尝试，打磨精进，点点滴滴地优化，逐渐从量变到质变，最终我们提出一个源于低碳技术，又优于它的技术——优碳营养技术。优碳营养技术以营养补充为主要优化手段，该技术对低碳技术进行五大方面的优化，具体包括优化燃脂效率、优化毒素清理、优化肠道环境、优化抗氧化能力，

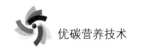

以及优化好转反应和全面健康。

我们一边采矿一边炼金，一边实践一边从实践中提炼和梳理。目的是去粗取精，完善过往理论，用更高的理论指导未来的健康实践。

肥胖和"四高"是世界性难题，难题可以巧解，我们从肥胖这个基础性问题入手，标、本、源兼顾，系统而彻底地解决了肥胖和"四高"难题。本书将从三个层面由浅入深地带您认清肥胖，并有针对性地建立"三位一体"的解决方案。

第一，肥胖的本质是脂肪多，不是体质量重。所以，减肥的关键是减脂肪。相对于普遍应用的低热技术，低碳技术是更科学的减脂技术。

第二，肥胖的根本是胰岛素抵抗。只减脂肪，不逆转胰岛素抵抗，很容易反弹；一边减脂肪，一边逆转胰岛素抵抗，就不容易反弹。优碳营养技术通过对低碳技术的优化，更好地照顾本能，加速人体代谢功能的恢复，在逆转胰岛素抵抗方面更胜一筹。

第三，肥胖是生活方式病，其发病原因是不良的生活方式。优碳营养技术进一步结合教育的力量，发展为优碳生活，就可以消除发病原因，从根源上解决肥胖问题。

"三位一体"的系统解决方案，大体可以概括为"标本兼治，正本清源"。减脂是治标，逆转胰岛素抵抗是正本，建立正确的生活方式是清源。三个策略相辅相成，自成体系，经过实践检验，简单有效。

本书中汇总了系统的研究成果与实践应用数据，也展示了部分具体真实的事例。这些不仅凝聚了我们大量的心血，更是每一位受益者感激心声的真实呈现。

"真正帮人健康"与"最多人受益"是我们的初心和愿景。愿景是动力，初心是方向，让我们一路乘风破浪。

不忘初心，方得始终。我们会不断创新、完善，帮助更多人克服现代文明带给人类的普遍困扰，提高人类整体健康水平，让人类更健康，让世界更美好。

目 录
CONTENTS

第一章
世界难题肥胖巧解

　　在这个时代，关于"肥胖"这个话题，我们大部分人都已不陌生。正因为"肥胖"现象太普遍，所以很多人反而无法真正地沉下心来面对它，自然也无暇去思考这个问题的严重性和它的巨大危害。我们中的很多人都尝试过减肥，甚至同一个人经常尝试不同的减肥方法，但是结果如何呢？本章所讨论的，就是我们要去真正地重视和面对这个世界性的难题，并想办法解决它，而不是忽视和逃避。

　　本章内容主要分为三节：第一节，我们透过每一个肥胖者的减肥辛酸史就能看到，其实减肥真的不是一件容易的事。第二节，我们透过世界各国关于肥胖现状的相关数据、各国学者付出的努力，以及付出努力之后这个问题仍然得不到控制，并呈现出一种不断恶化的态势得出一个结论：减肥，目前还确实是一个世界性的难题。第三节，对于肥胖这个世界性难题，我们提出自己的观点——"难题可以巧解""难者不会，会者不难"！那么如何巧解呢？首先是准确全面地认识肥胖问题，然后才是选择恰当的技术路线。我们透过三个层面认识肥胖，通过"三位一体"的方案系统地解决这个难题。

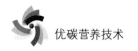
第一节　每个肥胖者都有一部"减肥辛酸史"

相信每一个肥胖者都有一段和肥胖做斗争的艰辛历程，但因为方法不得当，所以大部分人的斗争结果是屡战屡败。而不管是从"健康"层面还是"美丽"的外观呈现，减肥却又是每一个肥胖者不得不去面对和解决的难题。对很多人来说，哪怕之前失败过很多次，但还是以"屡败屡战"的精神再次开启新一次的减肥之旅……

有句话总结得好：方向不对，努力白费。如果还是延续以前的方法，最终还会发现自己又回到了原点，"重蹈覆辙"。所以说，对肥胖人群来说，减肥的历程就是一段辛酸史，其中的酸甜苦辣，也只有当事者本人才能深有体会吧！就让我们先听下面的人倒倒苦水吧。

我叫司某某，今年 55 周岁，我是 32 岁开始发胖的。后面体质量一直增加到了 85 kg 左右，成了名副其实的大胖子。1993—2003 年间，我做电焊生意，一直在奔波，又天天吃、天天喝，没有时间概念。后来某减肥品牌在国内上市，因为自己肥胖，手头比较宽裕，就开始吃他们的产品，体质量恢复到 85 kg 多。连续吃了两年，一旦不吃，体质量就开始反弹。2005 年，体质量又反弹到 90~95 kg。我开始尝试吃各种各样的减肥产品，再加上运动，体质量减到 80 kg。2008 年我又开始了吃喝不运动的生活，体质量一度超过 100 kg，身体又胖得难受，就只能再次走上减肥的路。一开始吃国内的某个产品，还采取了运动减肥，只要不运动，体质量就迅速反弹，我只能反复服用。2010 年的时候，体质量又超出 100 kg。有个朋友介绍国内另一个产品，说是对细胞好、对身体好、对前列腺好等等，4 个月费用 6900 元，但是 4 个月下来，一点儿效果也没有。最后我又开始尝试另一种减肥品，每个月费用 1800 元，我吃了两年，减了 10 多斤，但是之后，又很快反弹回去。后面不管是减肥大米、减肥药、减肥茶等等，只要在减肥市场上出现的，我看到的，都会用。

这些年来，我反反复复减肥，不仅越减越肥，身体还出现了血压高、重度脂肪肝、心率加快（90~100 次）等症状。因为太胖，睡觉打呼噜严重，常常会半夜憋醒。这种痛苦的感受，只有胖的人才能体会，才能懂啊，真是一言难尽！

我叫徐某，今年 56 周岁，我是从 48 岁那年开始胖的。那时，更年期到了，爱生气还爱委屈。当时正在伺候生病的母亲，我怕自己的情绪影响母亲，就在网上买了一款某品牌的胶囊，吃完后情绪基本正常了，但是体质量直线上升到了 65 kg！

51 岁那年，84 岁的老妈走了，自己的心情受到很大影响，体质量也不断增加。我开始尝试各种减肥、排毒方法，好不容易控制在了 60 kg 左右，但是，体质量经常反复，非常不稳定。当时不懂内脏脂肪对身体的危害，一味地节食，还经常不吃饭以控制体质量。结果，从此身体就一落千丈，变得越来越虚弱。现在想起来，真是后悔莫及！

我叫景某某。我是 80 后，生完老大后，体质量就比孕前增长 5 kg。在怀老二的时候，血糖高了，患上了妊娠糖尿病。孕中后期一日三餐按医生的要求吃，血糖、体质量都控制得很好。生完老二后为了下奶，天天三顿主食、吃肉、喝汤，结果我就像吹气球一样胖到 67 kg！意识到自己太胖了以后，我就开始运动。我的运动很简单，就是每天宝宝睡着后，我就在客厅来回快走半小时，走多了还膝盖疼。坚持了一段时间，没有任何效果。当时特别苦恼，实在接受不了自己那么胖。

人们的减肥经历是屡战屡败的"血泪史"。因为，他们中的很多人最终会面对以下结果：①越减越肥；②牺牲健康；③绝望；④发展成

"四高"。以上几位减肥主人公的真实经历，是无数胖人减肥辛酸史的缩影：减肥的过程"艰苦卓绝"，但结果是越减越肥；反复反弹，折腾几次，发现减肥不成，反而健康更差；之后，对减肥失去信心，甚至绝望放弃；最终，无奈地任由自己"胖着"，直到发展为"四高"等比较严重的疾病状态；不得不去到医院就诊，医生还是建议要减肥！但专业又繁忙的医生往往并不能给出有效的减肥手段和指导；转一个圈圈回来，还得面对再一轮的痛苦减肥！这似乎是一个怪圈，只要身处其中，会很痛苦，但又似乎无路可逃。

我们透过每一个肥胖者减肥的辛酸史，就能看到一个不容置疑的事实：对大多数人来说，减肥真的不是一件容易的事！由小见大如此，由大见小如何呢？从大的方面，从整个社会和国家的角度，"肥胖"作为现代文明病的一部分，是否已经成为真正的世界性难题？

第二节　肥胖困扰着世界各国

事实是，在当今世界，肥胖已与艾滋病、吸毒、酗酒并列为世界四大医学社会问题。早在 1997 年，世界卫生组织（WHO）在日内瓦召开的首届全球肥胖大会上，就明确指出肥胖本身就是一种疾病。1998 年，美国心肺和血液研究所在其出版的《成人肥胖临床指南》中，把肥胖定义为一种复杂、多因素的慢性病，是环境与基因交互作用的结果。2012 年，美国临床内分泌医师协会发布关于肥胖的立场宣言，认为肥胖就是一种疾病。

2016 年 4 月，世界顶级医学期刊《柳叶刀》（The Lancet）上发表了一篇研究文章，该研究收集了从 1975 年到 2014 年共计 40 年的数据，调查、报告了共 1920 万 18 岁以上的 186 个国家的人口，研究显示尽管在世界最贫困的区域很多人的体质量仍然是不足的，但肥胖人数在全球范围内已超过营养不良人数。在过去的 40 年里，全球的肥胖人数有一个惊人的增长：从 1975 年的 105 000 000（1 亿 500 万）上升至 2014 年的 641 000 000（6 亿 4100 万），足足增长了 5 倍多。该研究发现，中国和美国是全世界肥胖人数最多的国家。

世界人口中，平均每人在过去的 10 年里体质量增加 1.5 kg。如果肥胖率继续以这样的速度发展，笔者预测：到 2025 年，全球 1/5 人口将受到肥胖症影响，全球男性肥胖率将达到 18%，女性超 21%。

研究人员指出，现在已到了"严重肥胖疫情"的地步，并敦促各国政府采取行动。如果没有更好、更有效的干预措施，世界卫生组织制定的到 2025 年全球人口肥胖水平不超过 2010 年的目标，是几乎无法实现的。

另外，2017 年《新英格兰医学杂志》（NEJM）发表的一份报告估计，全球超过 20 亿人超重或肥胖，这意味着全球约 1/3 人口受超重或肥胖相关健康问题的困扰。这份报告分析了 195 个国家和地区的超重与肥胖及相关健康问题的趋势。研究显示，自 1980 年以来，超过 70 个国家的肥胖率增加一倍。最新报告把超重与肥胖问题视为"一个日益严重、令人不安的全球公共卫生危机"。

以上内容是 2017 年之前关于全球肥胖现状的研究数据，几年时间过去了，目前全球相关国家的肥胖状况是否有所改善呢？接下来，我们以中国和欧洲区域为代表看一下最新的肥胖状况统计数据是怎样的？

《中国居民膳食指南（2022）》显示，超重肥胖及慢性病问题日趋严重：目前我国成年居民超重或肥胖已经超过一半（50.7%），6 至 17 岁儿童青少年超重肥胖率达到 19.0%。也就是说，中国有超一半的成年人和约五分之一的儿童青少年超重或肥胖，按照绝对人口数来计算，中国已成为世界上超重或肥胖人数最多的国家。

2022 年 5 月，世界卫生组织发布的《2022 年欧洲区域肥胖报告》显示，在世卫组织欧洲区域，超重和肥胖已经达到流行病的程度，近 2/3 的成人和 1/3 的儿童超重或肥胖，并且比率仍在上升。报告指出，肥胖是该地区死亡和残疾的首要决定因素之一。

以上两组较有代表性的数据说明，肥胖问题到目前为止也没能得到有效的解决！

毋庸置疑，"肥胖"的确已经成为世界各国共同的大难题。肥胖，不仅发生率越来越高，其危害更是巨大。肥胖起初仅被认为是一种病理生理状态，然而，近十余年来的研究发现，肥胖可诱发多种疾病的发生发展，如 2 型糖尿病、高血压、缺血性心脏病、睡眠呼吸问题、某些癌症（肝癌、肾癌、乳腺癌等）等，因此这些疾病已经被考虑为肥胖的相关并发症。研究发现肥胖患者的死亡风险远高于正常人，根据不同的年龄和种族，肥胖可以减少预期寿命长达 6~20 年，故其对健康的危害可见一斑。

据统计，为治疗与肥胖有关的疾病，仅西方发达国家每年就要花费数十亿美元。国际肥胖问题工作组负责人菲利普·詹姆斯教授说，肥胖不仅是科学或医学难题，它已经变成了公共健康领域一个巨大挑战，不仅是针对某个个体，更是针对整个卫生系统，政府必须予以重视。

为了避免严重肥胖的流行，目前各国也都在绞尽脑汁地出台各种新政策以减缓和停止本国人民的体质量增长。

墨西哥：深蹲 10 次可换地铁票

作为世界肥胖人口数量数一数二的国家，墨西哥在应对肥胖问题方面频频出招，其中之一就是首都墨西哥城地铁推出深蹲 10 次换车票活动。

墨西哥城在全市 21 个地铁站建立了 30 处健康站，每处健康站设有一个能够做深蹲计数的电子设备，如果乘客顺利完成 10 次深蹲，将会获赠一张地铁票。

英国：开始对生产含糖饮料的企业征税

英国国民肥胖率居欧洲各国第二，仅次于匈牙利。在英国人中，大约 25% 属于肥胖，而欧洲国家的平均水平为 16.7%。英国还是糖分摄入量最高的西方国家之一。英国癌症研究会 2016 年初发布的一份报告指出，如果按目前的趋势增长，到 2035 年，英国将近 3/4 的成年人都会存在超重或肥胖问题。为了"拯救下一代"，2018 年英国政府开始对生产含糖饮料的企业征税。

美国：不减肥，老板罚你没商量

美国 2010 年通过新医疗法案，包括允许企业可实施惩罚性措施，若员工健康指标如血压、胆固醇、体质量等未能达标，又不改善生活习

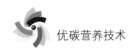

惯，便可能面临罚款。对此法案，许多雇主都十分开心，因为肥胖的员工会让他们承担更多医疗保险，而且因疾病休假的概率也更高。

日本：腰围超标，不能上班

肥胖问题似乎应该是个人的事情，但在日本，这却是"国家大事"。日本是第一个为控制肥胖率而立法的国家。

日本政府从 2008 年实施法令，强制地方政府和企业定期度量年龄介乎 40~74 岁人士的腰围，目标在 7 年内将肥胖人口减少 25%。政府还为有关机构定下居民和雇员的减肥指标，无法达标的机构更会被罚款。

我国作为肥胖人口最多的国家，虽然没有像英国那样对特定食品加税，但也体现出了对肥胖的足够重视。在 2019 年 3 月，有人大代表就给出了全民减肥的提议，并让公务员以身作则，那些减肥失败的公务员还要受到处罚。

从 2020 年 6 月 1 日开始，中国开始实施《中华人民共和国基本医疗卫生与健康促进法》，其中第六十八条规定："国家将健康教育纳入国民教育体系。学校应当利用多种形式实施健康教育……减少、改善学生近视、肥胖等不良健康状况。"

减肥是一个世界性的难题。困扰各个国家的科学家和政府，更困扰了各国的国民。虽然这个问题各国的政府和科学界都付出了很多的精力和财力来想办法解决，但事实是肥胖在全球范围内都没有得到有效的控制，仍然是呈现一种恶化的态势，甚至是愈演愈烈。

据环球网报道，一项新的研究表明，到 2045 年，几乎世界上 1/4 的人口都会肥胖。如果按目前的趋势继续下去，全球肥胖人数预计将会从 2017 年的 14% 上升到 22.4%，有 1/8 的人将患有 2 型糖尿病。

来自美国、丹麦和英国的研究人员警告说，必须加大重视目前的肥胖问题并采取有效措施，以应对日益严峻的肥胖形势。参与此项研究的丹麦诺和诺德研究与发展中心表示："这些数据突显出，未来世界将面临的惊人挑战是肥胖或患 2 型糖尿病的人数，或两者兼而有之。此外，还将包括这些人面临的医疗挑战及国家卫生系统的巨大开支。"

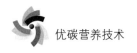

第三节　难题可以巧解

从世界范围内来讲，现在并没有看到一种有效、系统、全局性的方法能把这个世界性的难题解决掉。难道这个问题就真的无解吗？《黄帝内经·灵枢·九针十二原》中讲道："疾虽久，犹可毕也。言不可治者，未得其术也。"正所谓"会者不难，难者不会"。

过去20多年，我们在几十万案例的基础上，不断总结经验，调整思路，去粗取精，最终确信——肥胖难题可以巧解！

在本节，我们依据以往大量的实践经验，提出三步巧解策略。

第一步：深刻认识肥胖问题。

要解决问题，就要先深刻认识问题。就像打蛇，首先要看清七寸。如果我们找到七寸位置，就可以一招制敌。如果找不到，就会事倍功半，浪费时间、财力及物力。

至于如何深刻认识肥胖问题，在第二章里我们详细地分三个层面来阐述：肥胖的本质是脂肪多，而不是体质量重；肥胖的病理基础是胰岛素抵抗，肥胖的发病原因是不良的生活方式。与这三个层面相对应，减脂肪是治标，逆转胰岛素抵抗是正本，建立正确的生活方式是清理源头。总结起来，解决肥胖问题需要"标本兼治，正本清源"。

第二步：科学选择技术路线。

看清了七寸，接下来是用什么技术手段。当今世界解决肥胖的技术手段有很多大类，包括中医、西医、运动、营养等等，每一个大类又有不同分支的技术流派。在手段的选择上，到底是不同技术混杂在一起，还是守住一个路线来做？还是一个技术路线为主结合其他？技术路线选对了，我们会走得很顺。但如果选错了，比如选了一个没有潜力的技术来挖掘和应用，那最终就很难有大的收获。

本书在第三、四、五章，用三章的篇幅来讲述技术路线，不仅涉及技术的选择，更涉及技术的优化。低热技术强于减体质量，低碳技术强于减脂肪，我们选择以低碳技术为主线。对低碳技术，我们做了长期全面的优化，结果是不仅减脂效果好，同时改善"四高"和逆转胰岛素抵抗也卓有成效（参见第六章）。

第三步：用健康教育重建生活方式。

先清晰地认识问题，再选择一个合适的技术路线并不断完善，表面上来看，这样就够了。但是，只用技术手段来解决肥胖问题，不够坚决，不够彻底。因为肥胖不只是身体疾病的问题，它同时还伴随着认知问题、习惯问题和心理问题。如果拘泥于技术手段，实现减脂和逆转胰岛素抵抗，也仅仅停留在标本兼治。要彻底解决肥胖问题，必须清理源头，消除发病原因。

那如何实现呢？答案是做附着于调理上的健康教育。泛泛的教育如同蜻蜓点水，附着于调理上的教育可以入木三分。20多年的实践证明：在技术干预的过程中有机结合健康教育，确确实实可以从内在的健康素养到外在的生活方式重新塑造一个人，可以简单有效、深刻持久地解决肥胖问题！短期调理是一个难得的"黄金窗口期"——既有恐惧，又有相信！恐惧的是积重难返，相信的是效果神奇。抓住黄金窗口期，做附着于调理上的教育，其有效性已经被实践所证明！

以上三步已经在实践中走通，我们进一步提炼出自成体系的理论。这本书就是我们对过去20年实践和理论的系统性总结，希望此书可以更好地指导未来的健康实践。

第二章

深刻认识肥胖问题

　　本章通过对肥胖危害的剖析，唤醒读者对其严重性的高度重视。通过深刻剖析肥胖的本来面目，有的放矢地提出"三位一体"的解决方案。

第一节　肥胖的危害

显而易见，肥胖会增加很多疾病的患病率，同时伴随更多的心理和社会问题，如心理伤害、幸福指数下降等。由于肥胖造成个体生产效率和生产能力不足、人力资本被消耗，全社会总的生产力水平也必然受影响。

首先，肥胖大大增加了患病风险。

英国广播公司（简称"BBC"）曾拍过一部名为《解剖肥胖》的纪录片，用非常直观的方式，将一位身高 1.67 m、体质量 107 kg（超重 45 kg）、死于心脏病的胖子解剖开来展现给观众看，因内容"血腥"，震惊全球。

肥胖带来的患病率增高的风险主要体现在以下几方面：

高血压

在我国，15 岁以上的人群里，每 5 个人就有一个高血压患者，而导致高血压高发的第一因素就是肥胖。据研究，肥胖人中患高血压的比例为 20% ~ 50%，较一般人高血压发生率高得多，而且随着肥胖程度的增加，这一比例也会成倍增加。严重肥胖者的高血压发病率甚至高达50%。

血脂异常

研究发现，肥胖者，特别是腹型肥胖者比普通人更容易表现出血脂异常升高，其中肥胖者的血脂异常检出率是体质量正常者的 3.0 倍；高

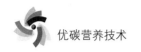

密度脂蛋白降低的检出率是体质量正常者的 2.1 倍；腰围超标（腹型肥胖）者高甘油三酯血症的检出率为腰围正常者的 2.5 倍；腰围超标（腹型肥胖）者高密度脂蛋白降低的检出率为腰围正常者的 1.8 倍。而高密度脂蛋白的降低与动脉粥样硬化的发生密切相关，就是肥胖最终会引起心梗、脑梗的一个重要机制。

糖尿病

肥胖对糖尿病的诱发作用是不可忽视的。有关医学研究发现，肥胖者的 2 型糖尿病的患病率为体质量正常者的 3.0 倍；男性和女性腰围分别为 ≥ 85 cm 和 ≥ 80 cm 时，糖尿病的患病率分别为腰围正常者的 2~2.5 倍。成年型糖尿病（2 型糖尿病）患者中，约 1/3 的人属于肥胖体形，上半身肥胖的人更易患糖尿病，肥胖者腰围比例与糖尿病患病率成正比。与此同时，肥胖与胰岛素抵抗相关联，而体内的高胰岛素水平又可促进脂肪堆积，如此恶性循环，肥胖就成了人类很难控制的问题。

脂肪肝

肝脏是合成甘油三酯的场所，肥胖者体内甘油三酯合成与转运之间的平衡发生了失调，肝脏合成甘油三酯的速率大大超过其转运出肝脏的能力，致使甘油三酯在肝内堆积而形成脂肪肝。"超重 / 肥胖是非酒精性脂肪肝的独立危险因素。超重 / 肥胖者人群脂肪肝检出率达 41.5%；重度肥胖者检出脂肪肝、肝纤维化、炎症和肝硬化者较多；肥胖合并有高血压、高血脂、糖尿病患者的脂肪肝更严重"。

增加心脏负荷

体内多余脂肪组织需要消耗更多的氧，这意味着心脏必须为脂肪组织提供更多的血氧。此外，动脉中脂肪堆积越多，动脉功能就越差，血管壁增厚，血流减少，不仅加重心脏负担，而且增加血栓和全身血液循环恶化的危险。当心脏不堪重负时，它就无法再有效地泵血，重者甚至出现明显的心功能衰竭。研究发现，与健康人群相比，肥胖者动脉粥样硬化危险高 10 倍。

2017 年，国家心血管病中心发布了《中国心血管病报告 2017》，推算我国心血管病患病人数已达 2.9 亿，死亡率占居民疾病死亡构成 40% 以上，高于肿瘤及其他疾病，高居首位。而导致心血管疾病的主要危险因素就是高血压、糖尿病、高血脂和代谢综合征。另外一项研究表明高尿酸血症与高血压、糖尿病、高脂血症等疾病密切相关，已经成为威胁人类健康的公共卫生问题。

总之，肥胖和"四高"息息相关，是引发一系列代谢类疾病的重要因素，它对于世界各国目前都是一个公认的难题，并正在演变为更深层次的健康问题。

代谢类疾病不仅会慢慢地侵蚀我们的健康，也让我们在突如其来的"灾难"面前更容易受到伤害，甚至不堪一击。

2020 年，"新型冠状病毒感染"开始肆虐全球，世界各国相关医学机构都投入其中对其进行深入研究。最近，一篇发表在国际顶级医学期刊《柳叶刀》上的研究结果显示，常见慢性病患者是"新型冠状病毒感染"的高发人群。此研究共纳入 191 例患者，其中，"四高"及心脑血管疾病患者共有 91 例，约占总人数的 48%，以高血压最为常见（58 例 30%），其次是糖尿病（36 例 19%）和冠心病（15 例 8%）。

日常生活中，一个大腹便便的人，只要去医院做体检，身体各方面的隐患就会暴露出来，大部分人都会检查出血糖、血压、血脂和尿酸异常。有研究表明，只要安全合理地把体质量降到一定范围，这些异常都会有极大改善乃至完全恢复。

肥胖还会导致社会问题。首先，肥胖大大降低了幸福指数。

有数据表明，肥胖的青少年自闭症发病率较高，因为人一旦胖了就容易不自信，并且自卑，自我意识很差，总想躲避世人的目光，活在自己封闭的世界里，不愿意表达自己，不愿意与人交往，更不愿意参加各

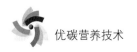

种社交活动。

现实生活中，社会对肥胖者还是会有异样眼光的，这会让他们内心得不到无条件的接纳。在这方面，女性的表现尤为突出。人们常说"一胖毁所有"，这主要是讲女人一旦发胖之后，身材没了，妩媚没了，魅力也没了，特别是买衣服时遇到的种种尴尬和窘境，更是严重挫伤了女性的自尊，对心理造成很大伤害。爱美的女生往往很难忍受自己的肥胖，故而减肥就成了她们一生的话题。

其次，肥胖严重影响了生产力的发展。

肥胖消耗人力资本体现在各行各业各人群中，一项研究发现，"肥胖可能导致大脑结构发生变化，令某些部位萎缩。对于男性，更高的身体总脂肪比例可能导致大脑灰质体积减小。具体而言，身体总脂肪比例上升 5.5%，就可能导致大脑灰质体积减小 3162 mm^3。灰质是大脑的最外层，它与较高层次的大脑功能有关，比如问题解决、语言、记忆、个性、计划和判断。对于男性，身体总脂肪比率增加 5.5% 还可能导致苍白球体积缩小 27 mm^3，并且在女性身上也发现了同样的关联"。

很多人会因为肥胖导致身体素质下降，如精力、体力下降，创新能力下降，决策能力下降，思考能力下降，记忆力下降，等等，整个人的综合能力都会因为肥胖而被严重消耗。

第二节　肥胖的本质是脂肪多

肥胖的本质不是体质量高，而是脂肪多。

这个问题看似浅显，实际上大多数人的认识是模糊的，甚至是陷入了误区。绝大多数减肥者最关注的是体质量的变化，减得多就开心，没减就闹心，体质量反弹就灰心，其实，肥胖和体质量完全是两回事。

例如，同样是体质量100 kg的人，有的可能是个大胖子，有的可能就不显胖，巅峰时期的施瓦辛格（赛季体质量107 kg，非赛季体质量118 kg），还有和他同样健壮的运动员等，虽然他们的体质量已经很重了，但他们却不是胖人。同理，都是55 kg的两个人，由于脂肪率不同，体形就会不一样，脂肪率正常的看上去身材很匀称，脂肪率超标的就会显得臃肿。哪怕是同一个人，减脂塑形之前和之后体质量差不多，甚至减脂塑形后更重一点儿，体形差别也是较大的（如图2-1）。

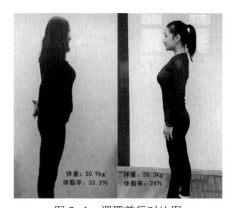

图 2-1　调理前后对比图

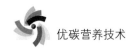

归根结底，肥胖的本质是脂肪率的问题，而不是体质量的问题。我们不能以一个人体质量的高低来衡量胖瘦，也不能以减重来替代减肥，很多人虽然减了体质量但并没有减肥，因为他们减的并不是脂肪。科学的减肥方法是肌肉和体内蛋白含量不会减少甚或增加，而脂肪却减了很多，即重在减脂，这样的减肥效果才是更好的。

国际上有三种定义肥胖的方法：

第一个指标是 BMI（身体质量指数），计算方法是质量指数 BMI= kg/m^2，即体质量 / 身高的平方，这是国际上常用的衡量人体肥胖程度的重要标准。BMI 通过人体体质量和身高两个数值获得相对客观的参数，并用这个参数所处范围衡量身体质量。也就是说，一般情况下，BMI 数值越高说明肥胖程度越高。需要说明的是，BMI 只适合作为肥胖程度判断的参考指标，身高与体质量的比值体现的也只是一个人的基本体形，比如同样是身高 1.70 m 的两个人，如果其中一个平时不锻炼身体，虽然体质量 65 kg，但脂肪很多；另一个是健美运动员，肌肉很多，体质量高达 85 kg。如果单纯用 BMI 数值来判断的话，似乎健美运动员的肥胖程度会远远高于不锻炼的那位，但事实却并非如此。

国外有机构曾将 BMI 与生物电阻抗法测量的体脂率进行了一项大规模人群研究，得出的结论是：BMI 不能有效预测体质量是否正常，尤其是男性和老年人，且在男性和女性受试者中，BMI 诊断标准下的肥胖漏诊率分别为 25% 和 48%。

第二个指标是腰臀比（WHR），也就是腰围和臀围的比值，它是判定中心性肥胖的重要指标。当男性 WHR 大于 0.9，女性 WHR 大于 0.8 时，可诊断为中心性肥胖。当然，这种界定值会随年龄、性别、人种的不同而有所差异。

腰臀比是早期研究中预测肥胖的指标，比值越小，说明越健康，这是预测一个人是否肥胖、是否面临患心脏病风险的较佳方法，比普遍使用的 BMI 指数更准确。腰围尺寸大，表明脂肪存在于腹部，是危险性较高的信号。

男性的中心性肥胖被称为"啤酒肚"，女性被称为"苹果腰"，这也是最常见的一类肥胖。相比较而言，全身均匀"肉滚滚"的人似乎更健康一些，而四肢纤细却拥有"啤酒肚"的人更危险。

从对血管、血脂和动脉闭塞的影响来看，累积在腰部的脂肪，比大腿和臀部脂肪对健康的影响更大。一项研究发现，无论是全身肥胖，还是局部脂肪堆积，特别是腰腹部脂肪的堆积与胰岛素抵抗、代谢紊乱和机体低度炎症状态密切相关。

腹内脂肪同时具有易分解和易积聚的特性，在代谢上远比皮下脂肪活跃；肥大的脂肪细胞经过脂解产生大量游离脂肪酸（FFA），高FFA血症是肥胖引发胰岛素抵抗及肥胖相关代谢紊乱的重要原因，从而导致糖尿病、高血压、高血脂等病症的发生。

中国疾病预防控制中心发布的一组数据显示，我国18岁及以上居民中，平均中心性肥胖率为40.7%，男性为39.6%，女性为41.8%。随着年龄的增长，男性40~44岁组中心性肥胖率最高，为48.1%；女性60~64岁组中心性肥胖率最高，为61.0%。

中心性肥胖：根据中国肥胖问题工作组的建议，将男性腰围 ≥ 85 cm，女性腰围 ≥ 80 cm定义为中心性肥胖。

第三个指标是体脂率（F%）。现在我们一讲到肥胖，说得最多的就是体脂率。体脂率是指人体内脂肪重量在人体总体质量中所占的比例，又称"体脂百分数"，它反映人体内脂肪含量的多少。体脂率是更能直观反映一个人胖瘦的数据，身体的肌肉含量多少，身体的线条是否清晰，完全取决于这个数据。

体脂率检测最简单方便的方法是通过专门的体脂秤来测量。从测量技术上看，主要是使用生物电阻抗法，其原理是肌肉内含有较多血液等水分，可以导电，而脂肪是不导电的，因此可以让微小电流通过身体来计算电阻，并由此测量出体脂率。

体脂率是最广泛使用也是最重要的衡量肥胖的标准，男性和女性的体脂率范围不一样，普通人的体脂率普遍是 18%～25%，体脂率（男）>25%，体脂率（女）>30% 就是我们所说的肥胖。

这三个标准中的腰臀比和体脂率，都说明肥胖的本质是身体脂肪比例过多，而不是体质量超量。

第三节　肥胖的深层问题是胰岛素抵抗

减肥有一个普遍的问题——易反弹。美国一项研究报道，研究者随机分配 5145 例超重或肥胖的 2 型糖尿病患者参加强化生活方式干预，30%~60% 的肥胖患者在治疗后 1 年内体质量又回到基线水平，5 年反弹率接近 100%。

2013 年央视二套节目《超级减肥王》中，参赛选手几乎全部复胖，有的甚至比赛前还要胖。当时被冠以"中国最美女胖子"的某位选手，230 kg 的体质量减掉了 40 kg，完美逆袭，在参加完节目没多久就被传出了复胖的消息，最后又去做了胃转流手术。

既然反弹如此普遍，我们就非常有必要探求一下肥胖的深层问题——胰岛素抵抗！

一、什么是胰岛素抵抗

胰岛素是由胰腺分泌的一种激素，它是我们身体唯一能降糖的激素，当我们吃一大碗米饭后，血糖就急剧升高，需要胰岛素降糖。

一个健康的身体会及时分泌胰岛素，一般半个小时内血糖开始下降并最终恢复到正常范围，而当我们因长久的不良生活方式如经常暴饮暴食、运动少、长期高碳水化合物（米面糖摄入太多）等，这些不良因素非常容易导致人体内的胰岛素经常大量分泌，长此以往，人体细胞对胰岛素就会产生抵抗，也就是说胰岛素不能正常工作了，这时上升的血糖

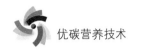

就很难降下来，就会形成胰岛素抵抗。

首先我们看一下胰岛素抵抗的医学定义：

胰岛素抵抗（Insulin Resistance）是指各种原因使胰岛素促进葡萄糖摄取和利用的效率下降，机体代偿性地分泌过多胰岛素产生高胰岛素血症，以维持血糖的稳定。胰岛素抵抗易导致代谢综合征和 2 型糖尿病。20 世纪 50 年代 Yallow 等应用放射免疫分析技术测定血浆胰岛素浓度，发现血浆胰岛素水平较低的病人胰岛素敏感性较高，而血浆胰岛素较高的人对胰岛素不敏感，由此提出了胰岛素抵抗的概念。

正常情况下血液中的血糖会通过毛细血管壁，通过组织间液，再通过细胞膜，最终进入细胞内的线粒体进行能量代谢，这个能量代谢被称为"三羧酸循环"，最终转换成我们身体的精力、体力和免疫力，这是正常代谢轨道。而胰岛素抵抗，其实就是能量代谢轨道的一个改变。

所谓胰岛素抵抗，可以做如下比喻：血液中的血糖就像一车车的煤，车运着煤通过毛细血管壁，如果此时毛细血管壁因发炎增厚，通透性下降，运载着血糖的胰岛素就不易穿过，这是遇到的第一层阻抗。这时假如有 10 车煤，通过的可能就只有 6 车，另 4 车就被增厚的毛细血管壁阻拦下来，留在血液中。而已经通过血管的 6 车煤，要经由组织间液进入细胞，就必须通过细胞膜。细胞膜上有很多葡萄糖转运蛋白，我们形象地称其为血糖进入细胞的"门"。如果葡萄糖转运蛋白出了问题，就好比这个门的门轴生锈了。如果这样，6 车煤中能进入细胞的可能就剩下 3 车了，这是第二层阻抗。进入细胞的血糖要在线粒体中进行三羧酸循环代谢，如同"煤"要在炉子里进行燃烧。细胞里的线粒体相当于烧煤的炉子，如果线粒体萎缩或者受损，就相当于炉膛面积减少，燃烧效率会明显下降，这就是第三层阻抗。最后 3 车煤可能只有 1 车煤，能完全燃烧，产生能量物质 ATP（三磷酸腺苷）。胰岛素在携带血糖进入细胞代谢利用的过程中遇到的这三重阻力，我们统称为胰岛素抵抗（图 2-2）。

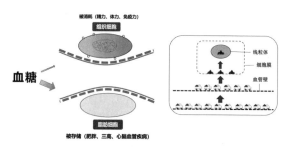

图 2-2 胰岛素抵抗血糖代谢示意图

如果因胰岛素抵抗导致胰岛素的生理效应下降，血糖就不能进入组织细胞被正常利用，而是继续留在血液中，这样血液中的血糖含量就会越来越高，身体为了降低血糖就不得不分泌更多的胰岛素形成高胰岛素血症，在胰岛素的作用下血糖被"变身"，最终以甘油三酯（脂肪）的形式储存到脂肪细胞内，形成肥胖。发生胰岛素抵抗，也就意味着血糖的能量代谢轨道被迫发生偏移——从优先分解供能变为优先变成脂肪储存。这时大部分肥胖者身上就会出现三种现象：腰围增粗，少吃也胖，体能下降。而体质量反弹的秘密根源正是胰岛素抵抗。如果一种减重方法不能改善或逆转胰岛素抵抗，代谢轨道不恢复，即使短期内体质量下降，甚或有塑形，一旦恢复原有生活饮食方式，食物转化的血糖就会沿袭错误轨道，"存多用少"，很快发生脂肪堆积，出现明显反弹（这部分在《用生活方式解决生活方式病》一书中有详细诠释，请参阅）。

那如何知道自己是否已经产生胰岛素抵抗，以及抵抗的程度呢？有一个简单的方法，在我们的优碳营养技术方案执行中，会建议那些中度以上肥胖的人调理之前去检测空腹血糖（FPG）和空腹胰岛素（FINS）水平，从而了解自己"胰岛素抵抗指数"的情况。

"胰岛素抵抗指数（HOMA）"计算公式如下：空腹血糖水平（FPG，mmol/L）× 空腹胰岛素水平（FINS，μU/ml）/ 22.5，胰岛素抵抗指数的正常值是小于 2.69。"胰岛素抵抗指数（HOMA）"，是反映胰岛素抵抗程度的一个有效指标。

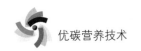
　　如果发现胰岛素抵抗指数远远高于正常数值，说明其已经发生了严重的胰岛素抵抗，此时会建议这个人要做好长期调理的准备。也就是意味着，短期强化调理的时间要延长。比如，胰岛素抵抗指数非常高的人，可以建议其做 6~8 周的调理，甚至更久。当然，具体时间要看其调理后胰岛素抵抗指数的改善情况。也就是，建议调理者每一个调理小周期后去检测一下空腹血糖和空腹胰岛素，按照这两个指标计算出胰岛素抵抗指数来判断是否需要继续进行强化调理。如果此数值小于或接近 2.69，一定程度上说明代谢轨道基本恢复，胰岛素抵抗已经逆转过来，这时我们会直接建议其停止短期强化调理，进入长期方案。再经过长期方案巩固，就更不容易反弹了。如果调理完后胰岛素抵抗指数没有恢复正常，我们会建议其再次短期强化调理，或者坚持比较严格的长期方案，让胰岛素抵抗情况慢慢恢复。当然，最好还是进行短期强化调理，直到把胰岛素抵抗指数给降下来，把代谢轨道尽量恢复到正常状态，这样才能真的做到不反弹。所谓治本，就是真正逆转胰岛素抵抗。

　　调理过程中，可能会涉及一些指标，如体质量、血糖、血压等，但是，我们认为，所有指标都没有胰岛素抵抗指数重要。因为胰岛素抵抗指数标志着其代谢轨道偏离有多远，务必将胰岛素抵抗指数的检查重视起来。特别建议重度肥胖或亚健康较严重并伴有胰岛素抵抗综合征的人群，一定要采集这方面的数据，这样才能做到对自己的状况心里有底。同时，建议对这个话题感兴趣的朋友，可以再读一下生活方式系列丛书中的《用生活方式解决生活方式病》。这本书里对胰岛素抵抗的发生机理做了更详细的阐述，可以让大家更加透彻地了解自己为什么会发胖，以及如何真正从源头减脂并不再反弹。

二、胰岛素抵抗的显著特点

　　第一，腰围增粗。

中国肥胖问题工作组（WGOC）公布的中国人标准腰围：男性腰围＜ 85 cm。女性腰围＜ 80 cm，男性腰围≥ 85 cm，女性腰围≥ 80 cm 为腹部脂肪蓄积的界限。目前公认腰围是衡量脂肪在腹部蓄积（即中心性肥胖）程度的最简单、实用的指标。脂肪在身体内的分布，尤其是腹部脂肪堆积的程度，与肥胖相关性疾病有更强的关联。在 BMI 并不太高者，腹部脂肪增加（腰围大于界值）是独立的危险性预测因素，同时使用腰围和 BMI 指标可以更好地估计与多种相关慢性疾病的关系。

第二，少吃也胖。

前面已经讲到，由于血糖通往组织细胞的路径出现代谢障碍，故而我们吃下去的东西优先储存，热量优先送给脂肪细胞，以脂肪形式储存起来，即便吃得不多，这部分热量也会优先变成肥肉储存起来。而代谢轨道没有改变的人，也就是没有形成胰岛素抵抗的人，多吃也不会胖，并且能吃也能干，不会变胖，精力也很充沛。已经形成胰岛素抵抗，即代谢轨道改变的人，不仅少吃也会胖，且伴随有精力下降，这些胖人身上有很多"潜在能量"，但不能有效利用，因为转化为可用能量的路径阻力增加了。

"少吃也胖"俗称"易胖体质"，而"多吃不胖"则是大家都羡慕的正常体质，所以，改变肥胖不仅是要减脂，同时也要逆转胰岛素抵抗，也就是一边减脂一边调体质，把易胖体质调理为正常体质。

第三，体能下降。

为什么体能下降？道理很简单，只有组织细胞得到能量才能保证体能充沛，因为代谢轨道错了，能量不能顺利地送给组织细胞，自然导致体能下降。

胰岛素抵抗不是一夜之间形成的，而是几年甚至几十年日积月累的结果。所以如果您发现自己的体质量不断增长、腰围不断扩张且常常感觉精力、体力不足，就要小心了，因为很可能正在开始发展为胰岛素抵抗。因此，人们要谨慎对待这些微小的变化，要防微杜渐。

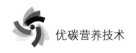

第四节　肥胖的原因是不良生活方式

影响肥胖形成的原因有很多，中医、西医等各个角度都有阐述，但毫无疑问，生活方式是最主要的原因。即使一个人遗传基因方面有易胖倾向，那也只是"把子弹放上了枪膛"，而后天的生活方式则是"扣发扳机"。

有肥胖的基因，并不表明这个基因一定能够表达出来，决定这个肥胖基因是否能够表达出来的重要因素是后天的生活方式。如同一粒种子不一定能够生根发芽并长成参天大树，可能一直只是一粒种子而已，是后天的环境包括土壤肥力、湿度、温度等，决定了它能不能长成树，能长成多高的参天大树。

一、生活方式是最主要的原因

世界卫生组织公布的数据显示：生活方式在慢病的形成因素中占60%，这个单一因素超过了其他所有影响因素的总和，而遗传因素仅占15%，医疗因素占8%，环境因素占17%。所以说，生活方式是导致肥胖等慢性病的第一发病原因。

二、精制碳水化合物是核心影响因素

在生活方式中，又是什么因素起了主要作用呢？细粮摄入过多是导致现代社会肥胖出现爆发性增长最主要的因素。这部分在优碳营养技术系列丛书之一的《用生活方式解决生活方式病》中专门有一章进行过论述，这里再简单重复一下。

　　容易造成肥胖的错误生活方式，概括起来主要有三个方面：吃多了，吃错了，运动少了。而其中影响最大的就是吃错了，准确地说是主食吃错了，也就是细粮吃多了。不管是粗杂粮还是细粮都可为身体提供热量和营养物质，而粗杂粮和细粮最主要的差别就是"血糖指数（GI）"不一样。GI 指的是吃下的食物与葡萄糖相比，升高血糖的速度和能力，反映的是食物引起血糖升高程度的指标，血糖升高越快说明这种食物"血糖指数"值越高，反之越低（图 2-3）。

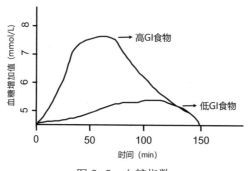

图 2-3　血糖指数

　　* **血糖指数（GI）**是反映食物引起人体血糖升高程度的指标，是人体进食后机体血糖生成的应答状况。

　　GI 高的食物进入肠道后，会让人体血糖水平迅速升高，刺激大量胰岛素分泌，促进脂肪的合成，食物中葡萄糖释放迅速，血糖水平波动幅度大，人体很快就会感到饥饿。

　　GI 低的食物进入肠道后，引起餐后血糖反应较小，需要的胰岛素也相应减少，减少了脂肪的储存；此外，GI 低的食物葡萄糖释放缓慢，饱腹感持久，从而可以帮助瘦身。

随着经济的快速发展，近30年，我们国家的主食已经从过去的粗粮杂粮变成了现在的精米面。细粮的危害就是餐后会快速提升血糖，造成身体血糖冲击。粗杂粮就像木柴放到炉子里，它会缓慢燃烧，上午放进去可能到中午后才烧完，一上午几个小时它都在缓慢地释放热量，就像上图中"低血糖指数"曲线一样，缓慢升高再慢慢下来。它在平缓地给你的身体供能，而且这种能量不会带来很强的冲击和伤害。

而细粮呢？餐后它会带来突然的血糖冲击，短时间内血糖升得很高。高血糖指数食物带来的血糖冲击，可以理解为是能量冲击。血糖是能量，人体没有能力在短时间内把这个能量消耗掉，那么，消耗不掉的这部分能量对人体就会造成冲击，进而形成伤害。吃细粮就好比是往炉子里倒汽油，即使汽油和木柴最终产生的总热量相等，但由于汽油不会持续燃烧一上午，而是瞬间全都烧完，在短时间内释放出极高热量，并带来氧化应激和过多的自由基。如果把细胞比喻成房间，房间里的炉子就好像细胞中的线粒体，把汽油倒进炉子里，火星就会四溅，喷到墙壁上、地毯上、家具上……喷到哪里，哪里就是一个烧灼点，这些伤害都相当于被氧化了，这叫作氧化应激。身体过度氧化应激，产生超过人体处理能力的自由基就会氧化身体的各个部位，从而对身体造成伤害。

过量的自由基可以伤害线粒体，还可能伤害到细胞膜，从而使细胞膜转运蛋白活性下降；也可能伤我们的DNA，使遗传物质复制时的误差可能增加；伤害到毛细血管壁，导致毛细血管壁增厚；等等。总体上会带来组织细胞慢性损伤累积，而这种伤害累积到一定程度就会形成毛细血管壁增厚、细胞膜转运蛋白及线粒体受损，这些都会加速形成"胰岛素抵抗"。

吃过多"高血糖指数"的细粮是导致胰岛素抵抗最核心的因素，是所有不良生活方式中排在第一位的，这一点与我们在实践中的观察结果也是吻合的。只要过度摄入细粮，不分贫富贵贱，不分生活在哪儿，都同样会被肥胖问题困扰。

从以中医为代表的自然医学的角度来说，一粒完整的种子是阴阳平衡的，里面的热量和包在外面的维生素、纤维素这些微量元素是代谢热量的辅酶，是辅助热量转化的。现代人发明的机器，把麸皮加工掉了，就相当于把辅助热量转化的东西去掉了，只剩下了里面的热量（淀粉）。这种加工过的食物称为"精制碳水化合物"。精制的碳水化合物已经不是一个完整的、营养平衡的食物了。这种偏性长期累积起来，就会对身体造成一种代谢的伤害，导致代谢的失衡，最终形成肥胖、高血压、高血糖、高血脂等。疾病的名称虽有不同，但它们共同的病理基础都是一样的，那就是胰岛素抵抗。所以，我们说肥胖的"病根"就在于体内发生了胰岛素抵抗。

不良的生活方式，会导致人体出现多种疾病，其中最核心的影响因素就是吃错了，就是精制碳水化合物吃得太多，通俗地讲，就是"细粮吃得多，粗粮吃得少"。

* **精制碳水化合物**：碳水化合物（carbohydrate）是由碳、氢和氧3种元素组成，由于它所含的氢氧比例为二比一，和水一样，故称为碳水化合物，它是为人体提供热能的3种主要营养素中最廉价的那种，主要存在于甜食、谷物、淀粉类蔬菜、水果等食物中。

精制碳水化合物也被称为"加工碳水化合物"，主要有两种类型：

糖类：精制和加工的糖类，如蔗糖（白砂糖）、高果糖和玉米糖浆等。

精制谷物：加工过程去除了胚芽和糠皮等食物，口感较好，常见有白面包、面条、馒头、白米饭和饼干等。

精制碳水化合物已经去掉了几乎所有的膳食纤维、维生素和矿物质，剩下的主要成分就是淀粉了，所以在人体内能很快被消化吸收，并具有高血糖指数，会导致饭后血糖和胰岛素水平迅速上升。

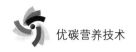

第五节 "三位一体"的解决方案

基于对肥胖三个层面的剖析，我们已经看清了肥胖的本来面目，好似看准了蛇的七寸一样，从而可以精准打击。我们用八个字来概括精准解决方案——标本兼治，正本清源。治标、正本、清源，"三位一体"。

其一，治标就是减脂，减脂是减肥的金标准。

其二，正本就是逆转胰岛素抵抗，从"易胖体质"恢复到"易瘦体质"。

其三，清源就是建立长期正确的生活方式，从一次减脂到一生健康。

第三章

低热技术

20多年来，我们在减肥领域广泛涉猎，发现绝大部分减肥方法都回避不了低热技术。所谓低热技术，就是降低热量摄入的减肥技术。如节食和五花八门的变相节食，以及专业计算卡路里的配餐方法，都应用了低热技术。低热技术传统而落后，但应用却十分普遍，这是肥胖问题显得那么难以解决的一大原因。

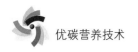

第一节　低热技术应用普遍

一、节食减肥

最常用的节食减肥方法，大体可分为业余和专业两种。业余节食有很多种，有的不吃早饭或晚饭，有的只吃菜不吃肉，有的主要喝稀饭，还有的饿几天、只喝水等。专业节食，会严格控制热量摄入，甚至精确计算食物中的卡路里，还会综合考虑蛋白质、脂肪、碳水化合物的总量控制及适量搭配。甚至会补充营养，如补充纤维素增加饱腹感，补充维生素和矿物质防止营养缺乏，还会鼓励运动，增加能量消耗等，各方面考虑得相对比较周全。然而即便如此，这些措施也仅仅是为了让节食过程不那么难熬、难受，其核心原理还是通过减少热量摄入来达到减肥目的。

针对节食减肥法，很多跟踪研究的结果显示，节食减肥的基本都"胖回来了"。有研究表明，通过极端节食瘦下去的人，一年之内，有30%～65%的人都会反弹回来，还有1/3的人可能比之前还胖。另外来自英国的研究数据表明，210个男性中有1人节食减肥成功，124个女性中有1人节食减肥成功。通过控制热量摄入的节食减肥方式，失败率是99.5%，对有进食障碍的肥胖患者来说，这个比例可能还要高，几乎100%都会失败，因为人们很难长期控制热量的摄入。

更坏的情况是，一些人会节食上瘾，因为他们知道这样的"节食"有效果，就算反弹了，还是会想通过"节食"再瘦下去。结果就这样掉入了节食减肥、暴食反弹的恶性循环,最终越减越难。这也是庞大的"减肥大军"深陷节食→暴食→节食的怪圈中始终走不出来的原因。

二、限制热量的药物减肥

减肥药物有很多种,从减肥机理来看,减少热量摄入的占多数,常见的有以下两类:

第一类,抑制食欲类。服用后胃口变得很差,有时会伴有头痛、目眩、嗜睡、心悸等不良反应,常见的有芬氟拉明和西布曲明等,长期服用会造成心脏瓣膜损伤等很多不良反应。此类药物减肥的本质还是少吃,只是借助药物来实现。

第二类,抑制吸收类。此类药物服用后腹泻,虽然没少吃,但热量来不及吸收就排出去了,常见的有大黄、番泻叶等。此类药物不良反应更大,往往造成肠道菌群紊乱,肠黏膜脱落,导致吸收能力受损、营养不良,甚至消化道出血和严重便秘。

根据美国内分泌学会 2015 年 1 月份发布的指南,减肥药只适用于 BMI ≥ 30 的肥胖人群,或者 BMI ≥ 27,因超重带来一些其他健康问题的患者。此外,没有一种药物是一颗"神奇的子弹",减肥是一项长期工程,所有减肥药物的使用都须结合健康饮食、适量锻炼,才可以达到最佳效果。服用减肥药物必须密切监控,如果使用 3 个月后仍没有减掉 5% 的体质量,则应停止服用药物。比起饮食和锻炼,药物本身的风险性更大。

迄今为止,世界上尚没有发现一种既能有效减肥又对人体没有任何严重不良反应的减肥药物,即使是在科技发达的欧美国家,政府把控制肥胖上升到国家战略的高度后,其国民肥胖率仍在不断攀升,这一事实应该使减肥者彻底明白:世界上现在还没有任何可以使肥胖者一吃便瘦并不再复胖的"灵丹妙药"。

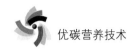
三、酵素减肥

简而言之，酵素相当于"酶"的概念。人体有 700 多种酶，和减肥相关的主要是其中的脂肪酶。其作用是辅助脂肪分解。对肥胖人群来说，其体内酶系统活性下降，补充酵素就可以辅助脂肪燃烧。

但酵素的减肥作用终究有限。其中一个原因是，人体自身可以合成酶。有些人不缺乏酶，所以补充作用不大；另一个更深层的原因是，肥胖不只是缺乏酶这么简单，其深层病理基础是胰岛素抵抗，需要深入系统地逆转胰岛素抵抗，恢复毛细血管壁、细胞膜、线粒体的结构和功能。这个过程不仅需要酵素，还需要抗氧化剂、维生素、矿物质、蛋白质、膳食纤维等等。所以补充酵素只解决了局部的、浅层次问题，深层次的胰岛素抵抗如果没有被系统解决，就不能彻底解决肥胖问题。

另外，补充酵素的同时，为了达到更好的减肥效果，就需要限制饮食。因此，大部分酵素减肥都限制热量摄入，本质上又回到了低热技术。

四、低热代餐技术

代餐减肥产品种类很多，有代餐粉、代餐棒、代餐饼干、代餐奶昔等。代餐减肥中应用低碳技术（本书第四章会对此详细诠释）的很少。一般来说，低碳技术中使用的产品本质上不是代餐，而是营养补充。

绝大部分代餐减肥用的还是低热技术，或者说是一种变相的节食减肥法。因为节食减肥让人饥饿难忍，代餐产品就有针对性地添加了增加饱腹感的纤维素。纤维素吸水膨胀，还能在胃中较长时间停留，带来饱腹感，目的就是缓解节食减肥的饥饿感。但是，增加饱腹感并不能解决饥饿感。因为，"饿"的本质不是胃空，甚至也不是低血糖，而是细胞缺乏能量。比如一些糖尿病人进入中、晚期会出现"三多一少"的症状，其中的"三多"之一就是吃得多，最大的特点就是血糖高与饥饿感驱动的多吃同时出现。这是由于胰岛素相对或绝对不足，血糖虽然高却不能被送入机体细胞，细胞得到的能量不足。此外，病人血糖升高，由于渗透性利尿的作用，大量葡萄糖丢失，也导致细胞能量不足。细胞缺糖的刺激信号就不断传入大脑，从而使大脑不时发出需求糖的指令，产生"饥饿"信号，从而产生饿的感觉。

另外，值得一提的是，单纯增加饱腹感的减肥方法是收效甚微的。饱腹感和饥饿感完全是两回事，但被很多人混淆。也就是说，这种减肥方法不科学，没有为细胞供应足够的能量，只是解决了饱腹感的问题，这样还是很难坚持。因为仅仅解决了饱腹感，可能还会有严重的饥饿感。我们很多时候会有这种体会：在特别饿的时候，吃东西吃得特别快，10分钟就已经吃得很撑了，但此时还会觉得饿，饥饿感还在，还想再吃。相反的例子是，空腹感也不一定会带来饥饿感。做过食道手术的人，手术后相当长一段时间不能吃饭，这时只能注射葡萄糖、营养液等，一样没有饥饿感。营养学上所称的饥饿指"机体未能得到或未能充分得到自身营养所需的氧、热能或营养素的状态。一般泛称的饥饿主要指热量不足"，也就是说即使你感觉胃已经很饱了，但只要细胞还是"饿的"，饥饿感就会存在。饥饿的本质是细胞缺乏能量，所谓改良的低热技术，仍然没有跳出低热技术固有的局限。

五、运动加节食

相比于饮食，运动对减肥的效果要差很多，所以运动往往会结合饮食。但其实主要起作用的是饮食，运动只是辅助。以常见的慢跑为例，其消耗热量（kcal）＝体质量（kg）× 运动时间（分钟）× 指数 K，以1 小时 8 公里的慢跑速度，K = 0.1355。以 70 kg 为例，慢跑 1 个小时，消耗热量（kcal）= 70×60×0.1355，共计 569 kcal。以 1 g 脂肪供能9 kcal，1 g 碳水供能 4 kcal 计，这些热量会消耗 63 g 脂肪（1.26 两）或者 142 g 碳水化合物（2.84 两）。也就是说，即便消耗的全部是脂肪（当然不全是脂肪），也就 1.26 两，其实很少。如果慢跑这 1 小时消耗的全是碳水，那这 2.84 两的碳水也就是增加了一点儿饭量。那如果增加运动量呢？不好意思，只有温和有氧运动才主要消耗脂肪，再增加运动，多消耗的主要是碳水，也就是对减肥帮助不大，仅仅是增加饭量而已。总结来说，运动减肥要想效果好，往往还绕不开怎么吃。而遗憾的是，大部分人会选择少吃！又掉进了低热技术的"坑"！

第二节　低热技术的局限和弊端

一、正常使用低热技术的局限

低热技术相对落后，即便使用得很专业，也会有两个局限：减得慢和容易反弹。

第一个局限是减得慢。错误的低热技术虽然减得快，但减的是水分和蛋白。如果非常专业地应用低热技术，在应用过程中保证充足的营养摄入，减的不是水分和蛋白，而就是脂肪，往往会减得很慢。其原因主要是目前肥胖类型多为胰岛素抵抗型，到了这种"易胖体质"，代谢轨道已经错误地扳向脂肪细胞，即便少吃，仍然是优先储存为脂肪，所以必定是少吃也胖。而低热技术的主要手段就是少吃，用少吃的技术去应付"少吃也胖"的人群，减肥效果自然不会很好。

第二个局限是容易反弹。低热技术容易反弹的根本原因，还是没有恢复失衡的能量代谢轨道。也可以说，是没有去踏踏实实调整自身的"易胖体质"。恢复正常饮食之后，只要一吃，吸收的热量（血糖）就会通过错误的轨道优先送向脂肪细胞储存起来，常常是辛辛苦苦 1 个月，"一朝回到解放前"。所以，无论何种减肥方法，如果不能逆转胰岛素抵抗，不能恢复正常的代谢轨道，减完之后必定反弹。

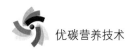
二、低热技术很容易减蛋白质

　　大部分情况下，低热技术的使用都不专业。本身低热技术正常情况下减得就是慢，但大家都想减得快一点儿，所以常常会掉入节食和变相节食的"陷阱"。"减肥难民"往往减一次肥，掉一次坑，这个坑大部分是低热技术的坑。表面上看减重很快，给人带来短暂的惊喜。这也恰恰是该技术迷惑人的地方，也是其应用广泛的主要原因。但是，减重快背后的原因却很悲催，减掉的主要是蛋白质和水分，而不是脂肪。

第三节　错误使用低热技术的弊端

低热技术非常容易运用不当！没有以健康为前提，只是一味追求体质量降低，身体势必会受到一些伤害。常见伤害有以下几种：

第一，越减越肥。

比反弹更可怕的是越减越肥！而越减越肥的原因是，低热技术用不好很容易减瘦肉（肌肉蛋白）。一般限制饮食很容易造成饥饿，而饥饿状态下蛋白质就会为细胞供能。一旦蛋白质分解，不仅人体骨骼肌会流失，皮下胶原蛋白和五脏六腑的蛋白组织也会减少。同时，身体的基础代谢能力也会受损，也就是自身消耗脂肪的能力会下降。

打个比方，蜡烛外面包裹的蜡相当于脂肪，而蜡芯相当于瘦肉（蛋白组织）。蜡芯越粗，蜡燃烧得越快；相反，蜡芯越细，蜡燃烧得越慢（图 3-1）。减瘦肉就相当于把蜡芯减细了，结果就是人体代谢脂肪的能力下降了，一恢复正常饮食，脂肪就更容易堆积了。所以，大多数错误使用的低热技术，往往都是减一次瘦肉少一些，减一次肥肉多一些。

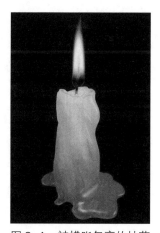

图 3-1　被蜡脂包裹的烛芯

总之，错误地使用低热技术，结果就是：越减，身上的肌肉越少；越减，燃烧脂肪的能力越差；越减，脂肪在身上堆积得越严重，即"越减越肥"。

第二，越减越丑。

由于营养跟不上，越减肥，蛋白组织就越流失。体现出来，就是全身皮肤松弛和脏器下垂，如胃下垂、肛门脱垂及肠道松弛等，脸上皱纹增多。

这种技术的应用，违背了我们减肥的初衷。没有人希望自己减完更丑，而是希望减完之后脸更漂亮，身材更好，身体更健康。所以，这种结果与我们的初衷相悖，是较低档次的应用。

第三，身体健康受损。

过度使用低热技术，常常营养会跟不上。身体里面的蛋白质、矿物质都会流失。当有些营养物质的含量低到一定程度之后，比如矿物质，身体就会自然代偿，开始从骨骼里面释放，以应身体急需，时间久了，就会不知不觉地导致骨密度下降。还有一些更严重的问题，如退化性关节炎、股骨头坏死等。用错误的低热方法，时间久了，骨关节的问题都会相继出现。

同时，过度使用低热技术，还会造成免疫力下降。因为长期透支身体，对身体里面健康组织的消耗，会带来身体里所有蛋白组织功能的下降。而我们身体里脏器、组织及细胞的结构，主要都是由蛋白质组成，包括我们的免疫器官、免疫细胞，所以，长期营养不良，消耗身体里的健康组织，就会带来免疫力下降。随后，会出现一系列的健康问题，如皮肤病、易感冒等。

还有一个比较极端的问题，就是厌食症。如果长期节食，营养没有保证，神经系统受损，导致胃液正常分泌的反射功能丧失，就可能会出现神经性厌食症。现在，神经性厌食症发病率越来越高，对人们的健康和生命威胁很大。像著名的歌手卡朋特（《昨日重现》*Yesterday Once More* 演唱者），就是因为长期节食减肥，最后得了神经性厌食症，30多岁就英年早逝，令人叹息。神经性厌食症是一类在青少年及成人时期罹患的以刻意减少食量，明显消瘦且伴有心理、行为异常为特征的精神疾病。患者中约95%为女性，患病期可长达几个月或数年不等。厌食症患者常极度消瘦，营养不良，内分泌紊乱，皮下脂肪减少，血压、体温过低，可因低蛋白血症出现全身水肿，或因进食减少出现低血糖反应，严重者出现恶病质状态、凝血功能障碍、电解质紊乱、多器官衰竭，从而危及生命。由于治疗厌食症很困难，所以有 10%~20% 的人都死于因营养不良引起的并发症和精神抑郁的自杀。很多人得上厌食症与减肥过度有关，受到"越瘦越美""越瘦就越有精神、有魅力"等极端观念的影响，许多人都有过度追求身体苗条的心理，拼命利用节食来达到减轻体质量的目的，最终导致厌食症的发生。

另外，过度节食减肥带来的身体全面受损，会使整个身体由内而外加速衰老，这是因为当我们节食时身体热量就会摄入不足，身体不仅会消耗脂肪来提供热量，连内脏和肌肉等组织蛋白都会被分解消耗，这样会造成皮肤松弛，肌肉失去弹性。另外，人的大脑约占体质量 2%，却消耗了全身 20% 的能量。而节食减肥吃得过少，造成机体能量严重不足，营养匮乏，会导致脑细胞受损，发生智力和记忆力减退，人会变得越来越健忘。并且由于营养供应不足，长期下去，头发则缺乏充足的营养补给，它们便会频繁脱落，发色也逐渐失去光泽。所以长时间的节食不仅会严重损坏健康，还会让我们提前进入衰老的"老年状态"。

第四章

低碳技术——优碳营养技术的基础

低碳技术是优碳营养技术的重要基础。我们把低碳技术在国外几十年的应用和我们在 20 多年实践探索中所发现的合理部分留下来，作为优碳营养技术的前身，然后在这个基础上，再加以不断优化和改进。

大量国际文献已经证明，迄今为止，低碳技术已经是一项有效的减脂技术，很多实践也充分证明了低碳技术是目前常见的各类减肥技术中更有潜力的技术。这项技术把握得好，运用得科学，过程控制得合理，大部分人 1 个月可以减掉 5~15 kg 的脂肪。如果一个体质量 100 kg 的人，采用这项技术，过程控制得科学，甚至可以减得更多，1 个月 20 kg 甚至 25 kg 都有可能。

同时，我们通过查询大量文献和多年的实践探索，发现低碳技术有一些应用不当的可能性，针对这些应用不当，我们在实践中不断改进和优化，发现这些问题都可以解决。

第一节 什么是低碳技术

低碳技术是一种通过减少碳水化合物摄入，从而降低葡萄糖代谢，并相应增加脂肪与蛋白质消耗的饮食方式。通过合理改变膳食中能源的比例，诱导机体从以葡萄糖为主要能源的模式转变为以酮体为主要能源的模式。

碳水化合物主要包括糖类和淀粉类，植物中碳水化合物存在的形式主要是淀粉。含碳水化合物多的食物最主要是我们吃的米、面等主食，其成分大都是淀粉。还有主食类蔬菜，主要包括粉条、山药、藕、薯类等，它们里面的主要成分也都是淀粉。再就是水果类，水果中含有的碳水化合物主要是糖类，比例没有主食类高，一般是百分之十几到百分之二十几，但如果吃的量大，摄入的碳水化合物就相对很高了。

所以，低碳技术具体应用的时候主要是通过减少主食、淀粉类蔬菜和水果等来控制碳水化合物的摄入。

目前，关于碳水化合物摄入量为多少才能称为低碳水饮食尚无官方定义。一般认为，碳水化合物低到可以产生代谢改变，即"燃烧"脂肪时，才是有意义的低碳水饮食。此时身体供能方式由依靠葡萄糖转向依靠脂肪酸、酮体。

根据碳水化合物在总摄入能量中的比例，饮食中的碳水化合物分为四等：

极低碳（VLC）：碳水化合物占总能量比例小于 10%，或者碳水化合物 20~50 g/d，即生酮饮食。

低碳（LC）：碳水化合物占总能量比例小于 26%，或者碳水化合物少于 130 g/d。

中碳（MC）：碳水化合物占总能量比例为 26%~44%。

高碳（GC）：碳水化合物占总能量比例等于或大于 45%。

以上区分只能作为一种参考，实际应用中碳水化合物控制的高低核心取决于燃脂程度。同样的碳水化合物摄入量，对有些人是燃脂的，算是低碳了，对另一些人就不燃脂，还不能算低碳。因为不同人的体质量相差很大，肌肉量和基础代谢都差很多，对于启动燃脂需要限制摄入的碳水化合物的量也不一样,，因此很难一概而论。

在我们的实践中，会分两步来管理碳水的摄入量。第一步是给出一个每日 50~100 g 碳水的标准食谱，第二步是每天监测燃脂情况，以燃脂适中为核心指导原则，适当增减碳水摄入。最后具体到个人，碳水输入量往往会因人而异。

低碳水饮食也会"生酮"，但和传统意义上的"生酮饮食"还是有区别的。生酮饮食（KD）最早用于癫痫治疗，是低碳水饮食的一个特殊类型，并多数要求控制热量，而且要求限制蛋白质摄入，防止"糖异生"，是强调增加脂肪摄入量的"高脂饮食"。低碳水饮食只要求控制碳水化合物，对热量及蛋白质没有限制。现在改良版的生酮饮食虽然不再限制热量，但身体产生的酮体来源大多就是外面摄入的脂肪。而低碳水饮食不刻意增加脂肪摄入，所以，生酮的来源主要就是燃烧体内的脂肪。

低碳水饮食首先是要限制碳水化合物。当身体没有得到碳水化合物来燃烧供能时，就会去寻找其他"燃料"，体内便会发生下列状况：当前一餐摄入的碳水化合物转化成的血糖利用到一定程度后，血液中血糖开始降低，肝脏即开始将储存的糖原重新转变为葡萄糖，并将其释放到血液中，以维持血糖平衡。这些储存的糖原大约可满足 12 小时的葡萄糖供应，当糖原也消耗完后，此时身体就会启动其备用能源——脂肪来供能，身体开始分解脂肪细胞内的脂肪，并将脂肪酸释放到血液中，随后，肝脏开始通过脂解作用将释放到血液中的脂肪酸代谢并合成酮体*。大脑和肌肉从纯粹的葡萄糖消耗者转变成部分酮体消耗者，以获取能量，这样可大大减少葡萄糖的需求量。

实际应用中，低碳水饮食和生酮饮食常常没有明确区分，有时生酮饮食也叫低碳水饮食，有时低碳水饮食也叫生酮饮食。因为二者的核心都是脂肪供能，前提都要降低碳水摄入，结果都会生酮，而燃烧的脂肪不管是体内的还是体外摄入的，对身体的生化影响又基本一致，所以，二者很多临床研究结论可以相互借鉴。

*酮体

酮体是乙酰乙酸、β－羟基丁酸及丙酮的统称，是脂肪酸在肝内正常的中间代谢产物，是肝脏输出的一种能源形式。酮体溶于水，分子小，能通过血脑屏障及肌肉的毛细血管壁，是肌肉尤其是脑组织的重要能源。

相比葡萄糖而言，酮体是更加清洁的能源，它不会引起"糖化反应"导致衰老，也不会导致胰岛素抵抗。比葡萄糖更小的分子量使酮体更加容易穿透血脑屏障为大脑供能，因此，坚持低碳水饮食者往往会感觉注意力更加容易集中，思维也更为活跃。

简单地说，低碳水饮食使人体由一台以碳水化合物为燃料的机器，转变为以脂肪为燃料的机器。这种饮食方法成功地使人体内储存的脂肪成为主要的能量来源，而达到减掉身体多余脂肪、调整身体代谢的目的。由于低碳水饮食不会让血糖升高，所以对改善糖尿病作用明显，甚至有立竿见影的效果。

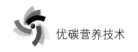
第二节　低碳技术好在哪里

低碳技术已经获得越来越多专业人士和国际国内机构的认可。但是，还是有许多营养师、健康专家以疗效不确定、证据不够充分为由，并不推荐低碳水饮食。时至今日，仍有人把低碳水饮食归入所谓的"时尚饮食（fad diet）"序列，大部分的主流媒体、机构仍在强调低脂饮食的作用。

* 时尚饮食（fad diet）

统指饮食盲从现象，意思是某些饮食方式在未经科学证实之下，借助名人效应或宣传攻势在社会中快速传播，导致大量民众盲目跟从的现象。

然而，我们过去 20 多年的实践中，有越来越多的证据表明，低碳水饮食比低脂饮食更为健康，或不亚于低脂饮食，包括管控血糖、改善胰岛素敏感性与减肥等方面。

2018 年 12 月，美国糖尿病协会（ADA）发布了《2019 年糖尿病诊疗标准》，低碳水饮食被多次提及。在第五章生活干预中，第一次直接认可了低碳水饮食中短期对于改善糖尿病的效果（图 4-1）。

THE JOURNAL OF CLINICAL AND APPLIED RESEARCH AND EDUCATION

Diabetes Care.

AMERICAN DIABETES ASSOCIATION

STANDARDS OF MEDICAL CARE IN DIABETES—2019

1

refined grains.

- Choose whole foods over highly processed foods to the extent possible.

- Reducing overall carbohydrate intake for individuals with diabetes has demonstrated the most evidence for improving glycemia and may be applied in a variety of eating patterns that meet individual needs and preferences.
- For select adults with type 2 diabetes not meeting glycemic targets or where reducing antiglycemic medications is a priority, reducing overall carbohydrate intake with low- or very low-carbohydrate eating plans is a viable approach.

An eating pattern represents the totality of all foods and beverages consumed (8) (Table 3). An eating plan is a

tion RCTs (26,74,83,84) used low-fat eating plans to achieve weight loss and improve glucose tolerance, and some demonstrated decreased incidence of diabetes (26,74,83). Given the limited evidence, it is unclear which of the eating patterns are optimal.

What is the evidence for specific eating patterns to manage type 2 diabetes?

Mediterranean-Style Eating Pattern

The Mediterranean-style pattern has demonstrated a mixed effect on A1C, weight, and lipids in a number of RCTs (85–90). In the Dietary Intervention Randomized Controlled Trial (DIRECT), obese adults with type 2 diabetes were randomized to a calorie-restricted Mediterranean-style, a calorie-restricted lower-fat, or a low-carbohydrate eating pattern (28% of calories from carbohydrate) without emphasis on calorie

In the Look AHEAD (Action for Health in Diabetes) trial (100), individuals following a calorie-restricted low-fat eating pattern, in the context of a structured weight loss program using meal replacements, achieved moderate success compared with the control condition eating plan (101). However, lowering total fat intake did not consistently improve glycemia or CVD risk factors in people with type 2 diabetes based on a systematic review (45), several studies (102–105), and a meta-analysis (106). Benefit from a low-fat eating pattern appears to be mostly related to weight loss as opposed to the eating pattern itself (100,101). Additionally, low-fat eating patterns have commonly been used as the "control" intervention compared with other eating patterns.

Very Low-Fat: Ornish or Pritikin Eating Patterns

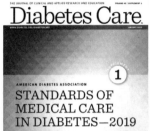

图 4-1 《2019 年糖尿病诊疗标准》(ADA)

2019 年，《实用临床医药杂志》刊登了 3 份由全国各地著名医院专家共同敲定的关于生酮饮食的“指南与共识”(图 4-2)。

2019 年第 23 卷第 2 期　　实用临床医药杂志 Journal of Clinical Medicine in Practice　　· 1 ·

指南与共识

单纯性肥胖的生酮治疗临床路径

Clinical pathway of ketogenic therapy for simple obesity

指南与共识

生酮饮食干预多囊卵巢综合征
中国专家共识(2018 年版)

Chinese Expert Consensus of ketogenic diet intervention in polycystic ovary syndrome(2018)

指南与共识

生酮饮食干预 2 型糖尿病
中国专家共识(2019 年版)

Chinese expert consensus of ketogenic diet intervention for type 2 diabetes(2019)

图 4-2　生酮饮食“指南与共识”

这几份“指南与共识”，将低碳水饮食正式纳入治疗单纯性肥胖、干预 2 型糖尿病、干预多囊卵巢综合征的临床运用，使低碳水饮食在我

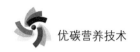
国应用于体质量管理以及肥胖相关疾病的健康管理领域,有了权威背书。

一、减脂塑形效果好

低碳技术减脂塑形效果好是大家公认的。这项技术的重点就是减少脂肪。如前所述,当在饮食中,碳水化合物降低到一定程度时,人体将启动脂肪供能,一天消耗的热量主要由脂肪来供给。也就是说,当我们进行低碳水饮食时,每一天,身体都会用最大的代谢能力来消耗脂肪。这种减肥的速度,基本上就是人体减肥、减脂速度的极限了。除了直接通过外科手术的方法,把脂肪直接切除或吸走,目前还没有发现减脂速度有超过低碳技术的。譬如,低热技术、低脂技术、运动减肥、药物减肥等,它们减脂肪的效率都没有低碳技术好。

减脂的同时也意味着塑形好。由于脂肪密度小,与肌肉相比,同样1000 g的脂肪体积相对更大。除了减脂可以减体积外,低碳技术是低碳而不是低蛋白,它保证了蛋白的摄入,不容易在减肥的同时带来皮肤松弛。相反,由于蛋白质量很充足,就可以在把脂肪减下来的同时增加肌肉含量,那体形自然会更好、更紧致。

二、不易饿、易坚持

低碳技术的优点是不容易饿。这是非常重要的一个特点,因为"饥饿感"对减肥的过程和结果影响都很大。如前一章所述,最常见的低热技术应用时,因为饮食整体摄入不足,往往伴随严重的饥饿感。而令人难以忍受的"饥饿感",恰恰就是低热技术使用中,导致使用者中途放弃的最主要原因。

低碳技术表面上看对饮食有限制,不能吃某些东西,但它本质上只是限制了饮食中的碳水,这个差别,就带来了"饿"与"不饿"的根本区别。

正确运用低碳技术的人基本都不会感觉饿。因为，一旦身体开始"燃烧"脂肪，脂肪就会源源不断为细胞供能产生热量。而当细胞得到足够热量时，人就不会产生饥饿感。如前一章所述，因为"饥饿感"并不仅是胃空，所以低碳技术不需要刻意解决饱腹感问题。在我们优化低碳技术的过程中，也会增加膳食纤维的摄入，但主要不是为了解决饥饿感，而是调整肠道菌群。

低碳技术通过脂肪为细胞供能的策略，彻底解决了减脂过程中饥饿感的问题，主观上没那么痛苦，就相对容易坚持。

三、食物丰富美味

和低热技术相比，低碳技术在运用过程中，所选择的食物种类更加丰富，餐食可以做得很美味。如果是节食减肥，就对食物种类和量限制很多，"这个不能吃，那个也不能吃"，往往减肥还没开始就把人们吓退了！很多人会知难而退，大家的想法可能一致得出奇："这么活着有意思吗？""这样苦行僧式的减肥一定很痛苦。"

为什么低碳技术的食物选择会比较丰富美味呢？主要是低碳技术限碳水但不限蛋白质。限制碳水最主要的是不吃主食，或者减少根茎类高淀粉蔬菜和水果的摄入。如果一定想吃水果，适量摄入一些也可以，只是不要太多，以免影响燃脂。

不需要限制蛋白质，其实很好理解。这是因为蛋白类食物中往往含碳水比较低，甚至是零碳水，所以，蛋白类食物对于启动燃脂影响不大。如此一来，食物选择的范围就大了很多。同时，蛋白类的食物一般也很美味，不管是海鱼、河鱼、虾、各种贝壳类、螃蟹等，还是鸡、鸭、鹅、牛肉、牛蹄筋、瘦羊肉等，还有蛋类等，都是我们常吃的含碳水极低的蛋白类食物，正常吃都不会影响燃脂。当然，也有两类蛋白类食物含碳水相对高一些，一是豆制品，包括豆浆、豆腐等；另外就是奶制品，包括牛奶、酸奶等。尽管它们含碳水相对高一些，但其碳水含量也远远低于主食类食物，适量吃也不影响燃脂。

我们在长期、大量的实践中经常遇到一些人，一旦开始执行方案，他们会很吃惊，认为这比自己平时吃得还好呢！虽然是在减肥，吃的种类却很多，口味也丰富美味，常常会带给大家意外惊喜。

第三节　传言辨析

　　社会上关于低碳技术有一些传言，认识上存在一些误区。一项新技术问世之初，大众不很了解，出现一些道听途说，甚至以讹传讹都很正常。也有一些观点，似乎是以国际权威文献上的专业学术文章为基础，显得有理有据。但是仔细推敲之下，发现这些传言还是由于对这项技术没有深刻理解，有以偏概全、断章取义之嫌，从而导致了一些误导大众的结论。这里我们挑出几个传言观点做一下辨析，让大家更深刻地看清低碳技术的本质所在。

一、低碳饮食会对大脑产生不良影响

　　传言：大脑每天需要一个最低量的葡萄糖供能才能保证正常维持，而低碳水饮食以脂肪供能，故而不能维持大脑的正常运转。

　　针对这个传言，我们辨析如下：确实大脑的运转需要一定量的葡萄糖来供能，但这不能简单得出结论说"低碳水饮食会对大脑产生不良影响"。这是因为，一方面，低碳水饮食不是零碳水饮食，这种饮食保证了一定量的碳水摄入，有一个碳水来源；另一方面，采用低碳水饮食会摄入一定量的蛋白质和脂肪,而这部分蛋白质和脂肪可以通过"糖异生"*将蛋白质分解后的氨基酸和脂肪再分解后的甘油转变成葡萄糖，从而不断地补充血糖。最终还是有一定量的葡萄糖来供给大脑使用的。

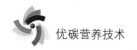

* 糖异生

体内糖原的储备有限,正常成人每小时可由肝释放出葡萄糖210 mg/kg体质量,如果没有补充,十几个小时之后肝糖原即被耗尽,血糖来源断绝。事实上,即使禁食 24 小时,血糖仍保持正常范围,长期饥饿时也只是略微下降。这时除了周围组织减少对葡萄糖的利用外,主要还是依赖肝将氨基酸、乳酸等转变成葡萄糖,不断地补充血糖。这种从非糖化合物(乳酸甘油、生糖氨基酸等)转变为葡萄糖或糖原的过程称为"糖异生"(gluconeogenesis)。

低碳技术执行到一定阶段时,经过适应,大脑每天消耗的葡萄糖可减少,其余依赖"酮体"供能(此时大脑能量约 70% 来自酮体,剩下的 30% 为葡萄糖供能)。所以,在执行低碳水饮食时,不仅不会对大脑产生不良影响,如大脑迟钝、变笨等,反而会使大脑更清醒、更灵活、更健康。

有三个事实可以证明这一点:

第一,婴儿刚出生时只喝母乳,而母乳里的主要成分就是脂肪和蛋白质,碳水化合物极少。也就是说,一个婴儿在整个哺乳期摄入的主要都是脂肪和蛋白质,其身体里是处于生酮状态,在这个过程中,不仅没有对大脑造成不良影响,恰恰此时正是一个人一生中大脑发育最快的黄金时期。

第二,我们早上起来空腹跑步时,身体是处于轻度生酮状态,此时身体供能要么是葡萄糖要么是脂肪,而葡萄糖的储量有限,在不是剧烈运动的前提下,身体会启动脂肪供能,处于生酮状态,这种脂肪供能的晨跑状态,往往会使头脑更加清醒,而不是变得更加迟钝。

第三,大脑类的疾病中最常见的是老年痴呆,即阿尔茨海默病。美国加州大学洛杉矶分校戴尔·E.布来得森教授所著的《终结阿尔茨海默病》一书,大力提倡应用低碳水饮食来治疗老年痴呆,此书被誉为全球首套预防与逆转老年痴呆的个性化程序。

以上三个事实证明，低碳水饮食不仅不会对大脑产生不良影响，反而能对大脑产生积极的促进作用。

二、低碳水饮食会引发酮症酸中毒

这种观点，多数是由熟悉糖尿病的人士提出来的质疑。因为接触过糖尿病患者的人们脑子里有一个"酮症酸中毒"的概念，就是糖尿病患者在血糖很高的情况下，没有注射胰岛素，身体会自动分解脂肪产生酮体，并不断累积最终导致酮症酸中毒。如能够清晰地理解"营养性生酮"和"酮症酸中毒"的区别，这个传言就会不攻自破了。

每个人体内都有酮体，不管是实行生酮饮食、低碳水饮食、素食还是间歇性断食等等，都会在体内产生酮体，只是量多少的问题。酮体是脂肪酸在肝脏进行正常分解代谢时所生成的特殊中间产物，主要包括三种：

乙酰乙酸：可从尿液中检测。

β-羟基丁酸：大量存在于血液中。

丙酮：从呼吸、汗液和尿液中排出。

反映血液里酮体多少的指标是血酮（Blood Ketone），单位是毫摩每升（mmol/L），不同的血酮浓度代表不同的生酮状态（图4-3）。

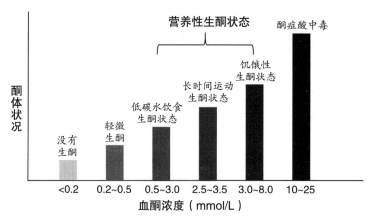

图 4-3　血酮从低到高的状况

<0.2 mmol/L 没有生酮，普通人正常饮食时的状态。

0.2～0.5 mmol/L 轻微生酮，偶尔少吃一顿饭时的状态。

0.5～3.0 mmol/L 低碳水饮食生酮状态。

2.5～3.5 mmol/L 连续长时间运动后生酮状态，如刚跑完马拉松。

3.0～8.0 mmol/L 饥饿性生酮状态，比如绝食三天。

10～25 mmol/L 酮症酸中毒，血酮过多，血液呈酸性，对人体有毒性。

正常人的酮体水平一般不会超过 0.6 mmol/L。

1. 营养性生酮状态

进行低碳水饮食的人，身体会启动脂肪供能，产生相较于正常饮食更多的酮体以替代碳水化合物生成的血糖来给身体提供能量，这是一种受控制的、在胰岛素正常调节下进行的过程，身体通过燃烧脂肪，适量生成酮体。

营养性生酮状态，酮体水平会在 0.5~3.0 mmol/L 之间，且大部分人很难达到 3.0 mmol/L 的状态。

2. 什么是酮症酸中毒

正常情况下，机体产生少量酮体，血中酮体浓度很低，但当体内胰岛素不足或血糖不足（饥饿、禁食）时，身体为获得能量来源就会启动脂肪的持续分解，当酮体生成的量超过身体组织的利用及排泄能力时，血酮体浓度就会不断升高，从而导致酮血症。由于酮体中的乙酰乙酸和β-羟基丁酸都是酸性物质，在血液中积蓄过多时，可使血液变酸而引起酸中毒，这种现象被称为酮症酸中毒（DKA）。

酮症酸中毒极少见，只要身体里还有少量胰岛素，就会将血糖和血酮水平控制在正常状态。所以，酮症酸中毒一般只出现在因胰岛素分泌极度匮乏而导致体内脂肪不受控制地分解从而产生大量酮体的1型糖尿病患者身上，胰岛素抵抗严重的2型糖尿病患者在特殊情况下也会发生。

酮症酸中毒以后，血酮含量会攀升到15~25 mmol/L。所以，只要按照科学合理的饮食结构来达到营养性酮症状态，酮体水平会在0.6~3.0 mmol/L之间，且很少会达到3 mmol/L，即便达到，与酮症酸中毒的阈值（>10 mmol/L）相比也还有很长的距离。

对正常人来说，只要胰岛素分泌功能正常，身体就不会产生大量的酮体，更不会轻易导致酮症酸中毒。低碳/生酮饮食的血酮和酮体酸中毒的血酮状况几乎相差一个数量级，绝不能把两者的概念混为一谈。

三、低碳水饮食会增加死亡率

最后，我们还不得不面对一个很有挑战性的传言：低碳水饮食会增加死亡率。

2018年8月《柳叶刀》子刊《柳叶刀公共卫生》（*The Lancet Public Health*）上曾经刊发的一篇《膳食碳水化合物摄入量和死亡率：前瞻性队列研究和META分析》的文章，引起了很大的反响。

这篇文章的一个结论是：碳水化合物摄入量和预期寿命之间存在着U形关联。在正常能量摄入的前提下，50%~55%碳水化合物供能比是死亡率最低的，过高（＞70％）和过低（＜40％）的碳水化合物摄入都可能会增加全因死亡率（图4-4）。由此，有人旗帜鲜明地提出"低碳水饮食会增加死亡率"这一论点。

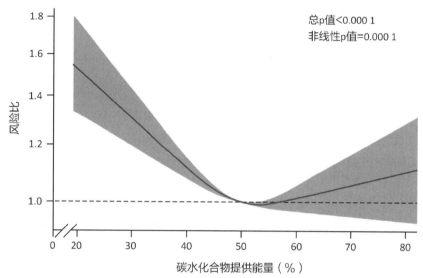

图 4-4　碳水化合物供能比与全因死亡率之间的 U 形关系

这一点，值得我们仔细辨析和思考，依据这篇文章的数据能否真正得出"低碳水饮食会增加死亡率"这个绝对的结论？

首先,这个研究观察的是"全因死亡率"。什么是"全因死亡率"呢?就是各种原因导致的死亡。在这篇论文里，并没有排除一些很明显与低碳水饮食不相干的死亡理由，比如意外、自杀、急性传染病、家族遗传疾病等。也就是说，这项实验里如果有人死于车祸，而他恰好长期吃低碳水，也会被算上一笔。

再来看看这项研究怎么采集数据。这篇论文统计的样本是美国四个州的 15 428 个成人，方法是问卷调查。受访者在 1987—1989 年间第一次填写问卷，在之后长达 25 年的时间里只回访了 5 次（分别在 1990—1992 年，1993—1995 年，1996—1998 年，2011—2013 年，2016—

2017年进行回访），中间还漏掉了从 1999— 2010 年间整整 11 年的资料。这份调查问卷设计了 66 个问题，受访者根据自己的回忆来填写。没有测量食物的克重，无法包括全部食物，全凭个人记忆回想，这在严谨性上存在问题。虽然在研究上，精确估计每人摄入的脂肪、碳水、蛋白质并不容易，但是比较严谨的论文，也会用随访调查（打电话询问）来替代问卷调查。再者，只是美国四个州的人们的饮食方式，显然不能完全代表所有人。

同时，这篇论文也发现，在低碳水饮食组里，糖尿病患者多、男性多（相对女性寿命较短）、抽烟率最高、运动量最低，这些因素综合起来可能导致死亡率高，而不是因为碳水摄入少。所以，论文很贴心地针对这些变因进行了调整。但是，问题就出在这个"调整"。即使做了调整，这篇论文还是有许多未考虑到的重要变因，比如熬夜、压力、遗传因素等，都是医学上已被证实对死亡率影响较大的原因。而在这篇论文里，低碳水饮食人群的平均收入更高，他们的压力水平可能更高，睡眠时数更少，这些都可能影响寿命长短。

该研究目的过于宽泛，资料漏了 11 年，缺少重要的变因，都让这篇论文的价值打了折扣。而且样本中低碳水饮食人群的脂肪摄入高，高碳水人群脂肪摄入少，所以很难区分到底是低碳水饮食增加了死亡率还是高脂肪饮食增加了死亡率？因此，"低碳水饮食会增加死亡率"这个绝对的结论并不能由此得出。

当然，并不可否认的是，如果低碳技术在应用过程中，只关注减少碳水摄入，而没有注重营养的全面平衡和搭配，则真的有可能损伤身体，得不偿失。一方面，低碳水饮食是一种饮食方式上的彻底改变。既然是低碳水饮食，主食就会摄入很少。但主食也是我们很多微量元素的来源，主食中的一粒种子里面主要是淀粉（热量），外面包的麸皮以及胚芽都是代谢热量的一些微量元素，包括 B 族维生素、一些矿物质和膳食纤维等。另一方面，一旦启动了脂肪供能，开始大量燃烧脂肪，就恰恰需要大量辅助脂肪燃烧的辅酶。这两个方面加起来，在限制碳水的同时，也把常见碳水化合物中所带的各种微量元素限制住了。而启动燃脂，把过去几十年大量堆积在身体里面没能彻底代谢掉的毒素加速代谢出去，则需要更多的辅酶来协助这个过程的顺利进行。这些因素联合起来，加剧了低碳技术在应用过程中的复杂性。我们在 20 多年的实践中，一直在思考和总结的部分，就是如何真正优化低碳技术并扬其长、避其短。

第四节 低碳技术需要优化的方面

低碳技术看似简单，实际上很复杂，因为当供能转换时，也就是碳水转为脂肪供能时，人体的代谢系统会发生很大变化，影响面很多，复杂性也很高，所以，也显现出很多需要优化的地方。

一、优化燃脂效率

我们知道，启动燃脂面临的第一个问题就是如何让脂肪燃烧得更加顺利。不考虑这个问题，就像是炉子原来是烧木柴的，现在改成烧煤（脂肪）了，如果煤燃烧不彻底、不充分，也会带来一系列问题。体现在减肥过程上，就是减脂减得慢，虽然启动了燃脂，但燃烧过程不顺利。

第二个问题就是炉子的火力不足，体现在执行低碳技术时浑身乏力，能量不足。

第三个问题更严重，就是像煤燃烧的过程，由于煤燃烧不彻底，会产生一些中间产物如一氧化碳、冒黑烟等。同样，脂肪不能充分利用就会沉积产生毒素，典型的表现就是口气很重，烂苹果味，这种烂苹果味就是酮体不能顺利送达身体作为能源来利用，而是在血液中积累，最后一部分通过肺呼吸排出来。

那么，燃烧过程如何优化呢？那就是增加辅酶。具体地说，就是由碳水化合物供能转换为脂肪供能后，此时如果增加辅酶，并保持酶的活性，就能够把整个系统非常高效地调动起来，这就是对燃烧过程的优化。

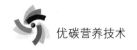

二、优化毒素清理

即使是做到了优化燃脂，仍然会产生一些常见的代谢垃圾和毒素，此时就需要及时清除出去。对大部分人来说，一旦启动燃脂，每天大约可以燃烧掉 0.25 kg 脂肪。这时，产生的代谢废物需要从细胞内运送出来，通过血液运输到肝脏代谢解毒，代谢不了的就通过肾脏排泄掉。此时，人体的整个毒素清理系统需要优化。如果不去优化清理毒素的能力，往往会增加肝肾的负荷，虽然大部分人不会出现病理性问题，但会脸色不好，如发青、发黑、发黄等，并且长时间不能改变缓解。针对这个问题的优化方向是很清晰的，就是强化肝肾功能，也就是强化肝的解毒能力和肾脏的排毒能力。

三、优化肠道环境

肠道优化在低碳技术中占有很大比重，因为研究肠道本身是一门非常系统独到的科学，对人体有重要影响。在执行低碳技术的过程中，我们的饮食发生了很大变化。本来是吃主食的，突然转化为限制主食或者不吃主食，这种饮食的改变会带来肠道菌群的整体变化。一旦启动燃脂，一部分脂肪就会进入细胞并燃烧掉，另一部分脂肪会进入肠道通过排便排泄掉，这一点也额外改变了肠道内的环境。所以，低碳水饮食对肠道菌群调整的因素和方式的影响与正常饮食会有很大差别。

如果不去优化肠道环境会是什么结果呢？表面上看，会表现为便秘、便稀和便臭等。但更深层次，还会带来一些更严重的健康问题，如大量的毒素被吸收到身体里面，降低了免疫力，甚至会影响脂肪进一步的燃烧和利用等。

对肠道层面优化的策略是什么呢？答案是，需要为肠道增加益生元和益生菌。

益生元主要是增加膳食纤维，膳食纤维分为非水溶性纤维（粗纤维）和水溶性纤维。水溶性纤维有很多种，其中包括多糖等，都会对肠道环境产生不同的调整作用。譬如，对不同类型的益生菌产生促进生长作用，对一些恶性菌产生抑制作用，等等。要达到这个效果就需要不同类型、尽可能多种类的膳食纤维的摄入，来维系肠道内不同种类细菌形成的一种立体的生态环境。

同时，还需要增加一些益生菌。益生元和益生菌会加速肠道菌群中有益菌群的建立和有害菌群的抑制，使肠道建立一种非常良性的环境。这样，不仅使减脂过程中肠道非常健康，同时让肠道里所形成的一些辅酶和免疫物质能够反过来促进燃脂，使燃脂更加顺利和高效。

四、优化抗氧化能力

优化身体抗氧化能力至关重要，这也是最容易被忽视的，即便是一些专业人士在运用低碳技术时，也容易忽视这个问题。这是因为，即使没有优化身体抗氧化能力，所带来的健康问题和表现出来的症状在短期内也不会很明显，所以非常容易被忽视，但是这个问题确实非常重要。

一旦人体启动燃脂之后，每天就会"燃烧"大量的脂肪，脂肪"燃烧"产生大量热量，这个过程中就会产生大量自由基。而产生的大量自由基超过了人体清理能力的时候，人体就需要额外去强化这种抗氧化的能力。否则，这部分过量自由基在身体里面就会产生"氧化应激"*，氧化身体里健康的细胞组织，产生一系列隐性的伤害。

* **氧化应激**（Oxidative Stress，OS）

氧化应激是指体内氧化与抗氧化作用失衡，倾向于氧化。我们的身体依靠氧气，才焕发出勃勃生机，但是，细胞使用氧气时会产生副产品——自由基。自由基会对人体组织和细胞结构造成损害，我们把这种

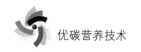

损害称为氧化应激——人体在利用氧气过程中加诸自身的压力。

氧化应激是由自由基在体内产生的一种负面作用，并被认为是导致衰老和疾病的一个重要因素。

氧化应激是体内活性氧自由基产生过多，超出抗氧化系统的清除能力，导致多种形式的组织损伤。线粒体是细胞能量代谢的中心，自由基损伤作用的优先目标首先从线粒体开始。线粒体损伤包括形态结构破坏、线粒体 DNA 突变、ATP 合成受限、氧化应激产物积聚及代谢功能障碍。线粒体能量代谢过程已经被广泛证实是活性氧产生的主要来源，过多产生的超氧化物若未被内源性抗氧化剂或相关酶清除，便会导致线粒体的氧化应激损伤和功能障碍，进而导致细胞结构和功能的破坏以及机体组织的损伤和器官的病变等。

线粒体相当于燃烧脂肪的"炉子"，受损之后，我们身体里进一步燃烧代谢脂肪的能力就下降了。因为氧化应激而导致线粒体受损，因为线粒体受损而导致身体里的中间代谢产物（常常是一些酸性物质）沉积，甚或诱发人体生成癌症。Thomas Seyfried 教授在其巨著《癌症是一种代谢病：论癌症起源、治疗与预防》中深刻地指出，"自发癌症中大多数基因缺陷是因线粒体功能受损而引起的下游效应"，并用一个个详细的证据证明，"癌症是细胞呼吸受损疾病"。

另一方面，氧化应激不仅会氧化线粒体，还会氧化细胞膜、毛细血管壁，带来身体更严重的胰岛素抵抗。也就是说，因为忽视了身体抗氧化能力的建设，让减脂过程对身体造成了一些额外的氧化性损伤，这些损伤会降低燃脂能力，加速胰岛素抵抗，使身体在减重过程结束后燃脂能力反而下降，并容易体质量反弹，也让人的体质变得更差。而身体里被氧化后产生的一系列反应，体现在身体自我感知上，往往不是很明显，不像口臭、便秘等症状，马上就能让人感知察觉到。所以，抗氧化能力的强化非常重要，但又非常容易被忽视，从而进一步带来一些隐性、深层次的长期伤害。

对此，优化的策略是两个方面：第一是补充外源性的抗氧化剂，第二是强化内源性抗氧化剂的合成能力。外源性常见的除维生素 A、C、E 抗氧化剂外，还有一系列超级的抗氧化剂，如原花青素（OPC）、类胡萝卜素、类黄酮等。内源性抗氧化系统的强化同样也很重要，而组成内源性抗氧化系统的物质在体内的合成需要充足的营养原材料，如维生素矿物质、蛋白质等。如果忽略内源性抗氧化能力建设，就会过度依赖外源性抗氧化剂的补充，往往起不到全面、彻底的抗氧化效果。

五、好转反应和全面健康的优化

调理过程中，整个身体机能会得以提高，原来没有能力解决的潜在问题会被翻出来解决，而在解决过程中，常常会伴随不舒适的反应，我们把这叫作"好转反应"，如同中医的"瞑眩反应"等概念。

"瞑眩"一词最早出自《尚书·说命篇上》："若药不瞑眩，厥疾弗瘳。"意思是重病或久病的人，如果服完中药之后，没有出现不舒服的现象，那表示这个病不会好。医圣张仲景在《伤寒论》中对"瞑眩"有很多叙述，如"服药已微除，其人发烦目瞑，剧者必衄，衄乃解"。就是说，服完药后邪气祛除一部分，感觉很烦躁，不愿意睁眼，折腾不安，说明这个病开始变好了。瞑眩反应如果再厉害的话，鼻子也要出血，鼻子出血，这个病就要好了。又如"复与柴胡汤，必蒸蒸而振，却复发热汗出而解"。好的时候会发热，汗出而解，病人就会恢复。近代著名中医大家胡希恕先生也多次强调，服某些中药汤剂很容易出现"瞑眩"。具体反应是服药后很可能打寒战，然后出一身大汗。并且人要是不虚，不会有这种反应。而寒战汗出后，病马上就能好。

好转反应的优化和前面四个优化有所不同，不同在于好转反应不能完全被消除，但是可以适当缓解和减少好转反应过程中带来的不舒适。低碳技术不仅是一种减脂技术，也是一套健康调理技术。一般好转反应会在气血从下降的趋势转变为上升的趋势的转变阶段开始出现，这是因为随着调理的进行和深入，身体不断地在恢复，气血水平也在一点点增长，阳（气）恢复到一定程度，就会出现类似"气冲病灶"的状况，也就是好转反应。阳气增加，气血运行加快，自身的能量也在调理过程中得到增强，当能量足够强大时，人体正气增多，就有了与邪气对抗的资本，气机就会直接冲向已经暴露出来的病灶，并不断加大力度冲击。

在这个过程中，很多人往往会明显感觉出身体的不适。在正邪博弈的过程中，病灶部位的生理功能（包括感觉功能）逐渐恢复，对疾病感觉也就敏感起来，于是比原先更多地感觉到症状，造成疾病比原来加重的错觉。

举几个常见的例子：某人原来有一些真菌性皮肤病（皮炎、牛皮癣等），在调整过程中，皮炎范围看上去好像越来越大，越来越严重，症状不但没减轻反而严重了。其实，这可能正是身体在彻底解决之前潜在的问题。血液里的毒素，通常会通过皮肤排出来，如果排得不彻底就留在身体里面了。身体排毒时，如果皮肤上累积了太多毒素，在排泄的过程中就可能会产生一些"痘痘"。这些"痘痘"恰恰证明身体有能力把毒素排出来了。还有一种好转反应是皮肤痒。这是因为，湿气透过皮肤加速往外排出。皮肤排湿的反应就会表现为"瘙痒"。另外，好转反应常常表现在肠道。有些人表现为排便量很大，气味很臭。但是，等排过去，就会气色很好。还有一些人，原来有痔疮，在调整过程中更严重了。这其实是问题发出来了，接着调理，往往痔疮脱落了，身体也就好了。

另外，对于那些长期摄入精制碳水化合物，即细粮吃太多的人，由于对这类食物上瘾，调整时，尤其是在调理刚开始的一星期，"上瘾"得厉害。并非"饿"，只是"馋"，非常想吃主食。往往这个时候，最容易打破低碳水方案的执行。如果坚持住，这个"上瘾"很快会过去。就像戒烟的时候，上瘾会更严重，过去这个阶段就好了。

尿酸高的人，排出的尿酸和燃脂产生的酮体之间会在肾脏形成一种竞争性排酸现象，这个过程中会出现关节疼痛的好转反应。这种特殊情况下，可以适当减少燃脂，减少产生酮体的量，让身体优先排尿酸，等好转反应过去之后，身体就好了。

头部的好转反应也非常多。如头晕头疼，是气血亏损，不能够供到大脑。调整时，气血开始往上冲，这个时候会出现头晕头疼现象。这些人往往都生过"大气"，怒则气上，脑袋里面的血管堵了，在通的过程中就会痛得不行，等过去了之后就疏通了。还有长期的神经衰弱、熬夜和生物钟紊乱，调整过程中就会出现嗜睡或非常精神。

上述这些"好转反应"不一定会在同一个人身上同时出现，因为身体里没有类似问题就不会出现类似的好转反应。在应用低碳技术时，越科学使用调理就会越深入，翻出来的问题就越多，表现出来的好转反应也可能就会越多越激烈。

好转反应的优化有两个方向：第一是内在的调理，往往是摄入一些可以疏通经络的食物，加速"气冲病灶"，加速经络的疏通；第二是外用的方法，常见的就是中医的一些理疗手法，譬如艾灸、推拿，理疗会加速堵塞位置的疏通。

好转反应的优化只是表面现象，更深层次的优化是身体全面健康的优化，包括更多更深层次问题的清理。清理的速度更快，清理的过程更加顺畅，不舒适感就会更轻。而身体全面健康的优化，背后是更全面的照顾人体本身的代谢能力，更充分地挖掘人体自愈潜力。

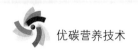
第五节　低碳技术的其他应用

一、癌症

癌症，令人闻之色变，其发病率一直呈现快速上升的趋势，已成为最主要的致死性疾病之一。数十年来，各国政府、医学界及社会各界对癌症防治投入巨大。目前癌症的常规治疗（放化疗），不仅费用高昂，效果还不理想。

其实，几十年前，就有人对这种治疗手段提出了质疑，在目前癌症研究进展缓慢的情形下，正当人们对癌症治疗几乎陷入绝望的时候，有学者另辟蹊径，借鉴并吸取前人智慧，提出了新的癌症治疗理论。

目前越来越多的科学文献都表明，高糖、高碳水饮食和癌症有极大关系。降低碳水摄入有利于癌症的预防和治疗。

1. 肿瘤与糖的摄入密切相关

癌细胞生长的养料直接来源于我们的一日三餐，如果癌细胞缺乏养料就无法生存，而这些养分就是来源于我们错误的饮食——高糖饮食，相反，正确的饮食却能提供反促生因子，延缓癌细胞的生长，甚至迫使癌细胞自我凋亡。一项研究表明,肿瘤的新陈代谢主要依靠摄取葡萄糖，一项采用线性回归的分析显示，实验性星形细胞瘤的生长与血糖水平直接相关（图4-5）。

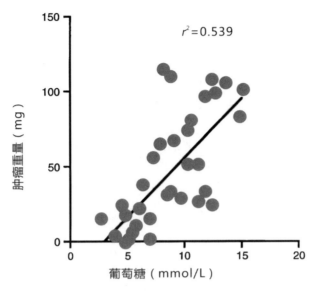

图 4-5　肿瘤的生长与血糖的水平密切相关

从图中可以看出，葡萄糖水平越高，肿瘤生长越快。而随着葡萄糖水平降低，肿瘤体积（重量）和生长速度则放缓。高血糖与大多数恶性肿瘤的快速生长有密切关系。

也就是说糖是癌细胞的最爱，癌细胞的"嗜糖性"目前已经广泛应用在肿瘤检测、定位和分析中。

2. 肿瘤的生存方式——瓦博格效应

糖代谢有两种途径：线粒体氧化磷酸化和无氧糖酵解。正常细胞在有氧条件下，糖酵解被抑制（Pasteur Effect，巴斯德效应）。然而，1920年，德国生化学家 Warburg 发现：肝癌细胞的糖酵解活性较正常肝细胞活跃。由此提出：由于肿瘤细胞线粒体缺陷，即使在有氧状态下，肿瘤细胞也会优先进行糖酵解，而不是通过产能效率更高的氧化磷酸化途径为细胞生长提供能量，这就是著名的"瓦博格效应"：表现为葡萄糖摄取率高，糖酵解活跃。

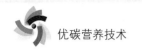

有研究发现，肿瘤细胞利用这种特殊的代谢方式获得能量和构筑细胞结构的材料，以满足细胞无限制的增殖。越来越多的研究和专家发现，癌症其实是一种代谢疾病。

3. 生酮饮食可能是癌症治疗辅助手段

无论是正常细胞或者是肿瘤细胞，都需要能量进行自身的新陈代谢。但二者代谢方式存在巨大的差异。正常细胞既可以利用葡萄糖，也可以利用脂肪代谢的产物——酮体作为能量来源，而恶性肿瘤细胞获得能量的原材料主要是葡萄糖，代谢方式主要为糖酵解。

生酮饮食主要是限制碳水化合物的摄入，同时增加脂肪的摄入，目的就是切断恶性肿瘤细胞主要以葡萄糖为原料的供能模式，而正常细胞则通过脂肪的代谢产物——酮体来供给能量。通俗说，生酮饮食实际上就是将细胞以葡萄糖为主的供能模式转变为酮体供能模式，在不影响正常细胞新陈代谢的基础上饿死癌细胞。

最近几年，生酮饮食用来治疗慢性病以及自体免疫性疾病，已经不再是什么新奇的事，国内外已经有很多成功的案例。但是，生酮饮食对于癌症的治疗，对很多人来说，还是很新鲜。但事实上，国外越来越多的机构在做这方面的研究。

2018 年 8 月，《营养学杂志》（*The Journal of Nutrition*）发表了一篇在癌症研究史上有里程碑式意义的研究。这是第一次研究饮食对癌症干预的人类随机对照试验，证实生酮饮食在辅助人类抗癌的可行性上有突破性结果。这个研究参与者有 45 名卵巢癌、子宫内膜癌患者。研究者分别把她们随机分成两组，分别使用生酮饮食、美国癌症学会推荐饮食（低脂），进行了 12 周的饮食干预。结果，在这两种癌症病患身上，生酮饮食反倒比癌症协会推荐饮食出现了更好的辅助抗癌效果。而且这项研究，在多名人类癌症病患身上验证了，生酮越多，身体中的"促癌因子"IGF-1 就越少，对于预防和治疗所有癌症都有一定意义。

低碳水饮食帮助我们控制组织内血糖水平，可以控制和减缓肿瘤细胞糖酵解和葡萄糖供给速度，过量的葡萄糖被肿瘤细胞通过糖酵解快速的消耗，从而造成了肿瘤细胞的快速生长，随着未来对这种饮食的不断研究应用，相信会有更多的癌症患者因此而受益。

二、老年痴呆（阿尔茨海默病）

阿尔茨海默病（AD）俗称老年痴呆，早期表现为明显记忆下降，逐渐丧失生活能力，并伴有精神症状和行为障碍，晚期生活不能自理，吞咽困难，丧失语言能力或因感染等并发症死亡。根据国际阿尔茨海默病协会（ADI）2018 年公布的数据，目前全球约有 5000 万例患者，增速平均每 3 秒即新发 1 例。预计到 2030 年，全球将有超过 8200 万名患者，随着全球人口老龄化的加剧，阿尔茨海默病患者数量将持续攀升，难以抵挡。

尽管全球各大政府机构和制药公司花费了数以千亿的巨额投入，但针对阿尔兹海默病的药物研发基本都以失败告终，世界级的大型药企纷纷退出了针对该病的药物研发计划。阿尔茨海默病成为迄今全世界十大常见的致死性疾病中唯一的无药可治之病，甚至连防范措施都极为有限。另一方面，阿尔茨海默病给人类带来的灾难还不仅是致死，患者将经历长期的毫无尊严的余生，给社会和家庭带来了沉重的身心负担。

正在人们彷徨不安却无计可施之时，全球神经科学领域专家加州大学洛杉矶分校的戴尔·E.布来得森教授和他的团队，经过长达 30 年对阿尔茨海默病的病因和机理的研究，宣告破解该病的成因，并提出了有效预防与逆转的治疗方案，已在一定范围的人群临床实践中取得了明显的成效。这标志着阿尔茨海默病治疗的一个史无前例的重大转折点和里程碑（可参见其著作《终结阿尔茨海默病》，湖南科学技术出版社，2018）。

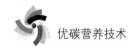
阿尔茨海默病可以说是一种致命的慢性病。而任何一种慢性病，只有找到真正的病因和诱发因素，才有可能预防甚至逆转，而试图以解决急性病的模式，用单一药物或单一疗法来解决错综复杂的慢性疾病则是不可能的。

低碳 / 生酮饮食的采用，是阿尔茨海默病的综合解决方案的一项重要内容。

我们看一项相关研究，为了评估生酮饮食对老年痴呆的影响，研究者招募了七个 CDR（临床痴呆评分）0.5、四个 CDR 1、四个 CDR 2 老年痴呆患者参与者。其中，10 个参与者完成了研究，坚持生酮饮食 3 个月。在 10 个完成者中，阿尔茨海默病认知评估量表评分的平均值在生酮饮食期间提高了 4.1 分，但是，恢复正常饮食后（高碳水饮食），认识水平开始降低。

我们已经知道，除了葡萄糖，大脑还可以使用另外一种能源，那就是"酮体"，身体燃烧脂肪以后的产物。所以，通过低碳 / 生酮饮食启动"燃脂"后产生的酮体能代替葡萄糖，为大脑供能。这对于缓解胰岛素抵抗，减少炎症，降低自由基产生，增强线粒体功能，对大脑及整体代谢都有积极作用。

实际上，和葡萄糖相比，酮体是更加有效的大脑能量来源。当大脑又可以重新获取能源后，认知能力就会得到提升，随着目前越来越多的研究，未来低碳 / 生酮饮食在预防和改善阿尔茨海默病方面将会发挥更积极的作用。

三、免疫力

2020 年，庚子伊始，我们经历了一个特殊的农历春节，一场"新型冠状病毒感染"疫情突如其来地暴发，让很多人手足无措。更让人揪心的是，面对"新型冠状病毒感染"暂时没有特效药物，已感染者的康复多是靠自身的免疫力。对于未感染人群，除了尽量减少外出、出门必须佩戴口罩、勤洗手之外，自身免疫力的强弱也是我们抵抗病毒的重大保障。

免疫力又常常被称为"抵抗力"，它是人体免疫系统进行自我保护的一种能力，主要任务就是把人体给保护起来。简而言之，机体识别和清除抗原性异物的整个过程，称为免疫，对于人体健康程度起了决定性的作用。

健全的免疫系统有三大功能：防御功能，保护机体不受损害，帮助机体消灭外来的细菌、病毒以及避免发生疾病；清除稳定功能，不断清除衰老死亡的细胞，保持体内的净化更新；监控功能，及时识别和清除染色体畸变或基因突变的细胞，防止癌瘤的发生。

所以，免疫系统悄无声息地帮助我们抵抗了很多疾病。在面对外界无所不在的病原体的时候，绝大多数人都能安然无恙，只有很小一部分人会患上疾病。这一小部分人不幸得病，主要原因就是他们的免疫系统不能对这些病原体产生足够有效的反应，也就是我们常说的"免疫力低"。

如何防止免疫力降低，或者如何恢复降低的免疫力呢？

这个问题的答案，就在那些降低我们免疫力的生活习惯和生活方式里，主要包括下面几个方面：

控制吸烟喝酒。在吸烟方面，要做到不吸烟，因为吸烟会降低免疫力，尤其是降低我们对肺部一些病原体的抵抗力。至于喝酒，我们也需要尽量控制酒精的摄入。

要有一个好的睡眠，不要太劳累。免疫系统会随着生物钟变化，因此生物钟的紊乱也会影响免疫系统。比如，经常熬夜的时候，嘴角会容易起疱，这就是我们的免疫力降低了，疱疹病毒出来活动并导致疱疹的发生。

保持经常锻炼的习惯。地球人都知道适度运动能提高我们的免疫力，从而帮助我们抵抗病原体。

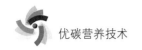

　　调整自己的心态，尤其是不要让自己生活在压力之中。心态和压力能影响免疫力，这个毋庸置疑。

　　不要滥用药物。一方面是因为药物（比如抗生素）减少了免疫系统同病原体做斗争的机会，而免疫系统需要这样的机会去成长。另一方面，一些药物也会直接作用于免疫系统，降低人体免疫力。

　　饮食。这是最重要的一个因素。我们要尽量做到饮食均衡，保证我们的免疫系统有足够的能量和营养去同病原体做斗争。那就是饮食一定要注重营养平衡，注重多蔬菜水果及适量蛋白的荤素搭配。另外重要的一点，要少吃糖类制品的食物及精米精面类主食（高血糖指数食物）。有研究就发现：高糖饮食，会导致肠道运输时间减慢，并改变肠道微生物组，导致肠道状态失调。而人体绝大部分免疫系统（约占70%）都在肠道里，菌群微生物参与调控，高糖饮食会通过恶化肠道菌群，给免疫系统带来灾难。

　　那么，低碳/生酮饮食与免疫力有什么关联吗？

　　2019年，发表在《科学》子刊 Science Immunology 的一项新研究再次引起了很多人对低碳/生酮饮食的关注（图4-6）。

SCIENCE IMMUNOLOGY | REPORT

INFECTIOUS DISEASE　生酮饮食激活γδT细胞对流感病毒感染的保护性反应

Ketogenic diet activates protective γδ T cell responses against influenza virus infection

Emily L. Goldberg[1,2], Ryan D. Molony[2,3], Eriko Kudo[2], Sviatoslav Sidorov[1], Yong Kong[4], Vishwa Deep Dixit[1,2,5]*, Akiko Iwasaki[2,6,7]*

图4-6　《科学》子刊 Science Immunology 文章

　　耶鲁大学医学院的两位免疫学家 Akiko Iwasaki 和 Vishwa Deep Dixit 教授合作领衔的一项研究中，研究人员用低碳/生酮饮食喂养实验组小鼠，用普通饮食喂养对照组小鼠，对照组小鼠吃的普通鼠粮中，约58%

的能量来自碳水化合物，这个比例与我们平常的膳食结构类似。

就这么过了一周后，研究人员试着用甲流病毒 H1N1 感染小鼠。

结果两组小鼠显示出了不同的抵抗力！在感染后第 4 天，普通饮食组小鼠全部死亡，而低碳 / 生酮饮食组小鼠存活 50%，在之后的几天观察期里，也没有再出现死亡。

与此同时，研究人员发现，低碳 / 生酮饮食喂养的小鼠，肺部的病毒水平显著低于对照组。进一步分析小鼠的肺部组织，他们注意到，有一类"非常规"T 淋巴细胞的数量和比例明显增加，可能与生酮饮食的保护作用相关。

人类和老鼠的 T 细胞可以划为 αβ T 细胞和 γδ T 细胞两类。科学家们在这项研究中发现，小鼠肺部的 γδ T 细胞数量在不同饮食的情况下变得很不一样，低碳 / 生酮饮食组的这类 T 细胞数量明显更多，在感染病毒后的第 3 天，是对照组的 4 倍。

是多出来的 T 细胞把流感病毒消灭了吗？检测基因表达情况后，研究人员发现，γδ T 细胞以一种令人惊讶的方式保护了小鼠：它们能够改变周围环境，让呼吸道上皮细胞产生更多的黏液，从而捕获病毒（图 4-7）。

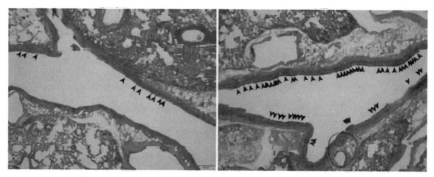

图 4-7　普通饮食喂养（左）和生酮饮食喂养（右）的小鼠肺中黏液生成细胞数量（黑色箭头）对比

总结以上的结果，低碳 / 生酮饮食让小鼠肺部有更多的保护性 T 细胞，从而增强了抵御流感病毒的能力。就像 Dixit 教授总结的："这项研究指出了机体从我们所吃的食物中燃烧脂肪，产生酮体的方式，可以为抵抗流感感染而激活免疫系统。"虽然这只是一项针对小白鼠并非针对人体的实验，并且 Iwasaki 教授也表示："我们不能把小鼠的研究结果推断到人身上。但是，这项试验在一定程度上说明，低碳 / 生酮饮食在让机体拥有更多的 T 细胞，可以更好地预防流感方面有极大的潜力和可能性。相信在此次结果提供的理论基础上进一步研究，未来低碳 / 生酮饮食会被应用到更多领域，大大拓宽人们对于这种饮食的认识。"

第五章

优碳营养技术
——优化的低碳技术

优碳营养技术是以营养为核心手段定向优化低碳技术，深度照顾人体本能，在实践中逐渐完善的一种安全、高效、易行的健康促进技术。简单而言就是——营养优化的低碳技术。本章从三个方面具体介绍：

第一，优碳营养技术的创建基础，其中包括坚持正确的医学方向，借鉴东西方医学文明成果，以及在实践中不断优化。

第二，优碳营养技术的具体内容，包括短期方案和长期方案。

第三，重点诠释优碳营养技术最核心的优化，也就是营养补充。

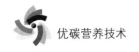
第一节　优碳营养技术的创建基础

我们创建优碳营养技术前后历时 20 多年。第一个 10 年是学习国际上先进的减脂技术，其中以低碳技术为主，兼收并蓄其他可能有效的减脂技术，不断进行学习和跟踪。第二个 10 年我们对以低碳技术为主的传统减脂技术进行不断优化，积累量变直到质变，并最终创建出一套安全且高效的优碳营养技术。

在 20 多年的实践中，我们认为坚持正确的医学方向至关重要。"差之毫厘，谬以千里"，如果偏离了正确的医学方向，绝对不会有现在这样的结果。我们的方向始终如一——照顾身体本能！在方向正确的前提下，道路的选择也很重要，就是到底哪一种技术路线最有潜力？在 20 多年的探索路上，我们兼收并蓄，不仅借鉴了西方营养学的成果，也借鉴了古老中医的一些成熟思想体系。最后，我们在原有技术的基础上，坚持长期实践，积累宝贵素材，点点滴滴优化，最后汇总成一套系统的新技术。

一、坚持正确的医学方向

医学的正确方向，不是替代人体本能，而是照顾人体本能。在中医等自然医学中，扶正祛邪也好，正本清源也好，这些医学策略都是为了让本能更好地发挥作用。如果没有本能作为基础，一切高科技都苍白无力！

在 20 多年的实践中，我们发现所谓的"医学奇迹"，归根结底都源于人体本能。医学的潜力取决于本能的潜力。医学的极限受制于本能的极限。管理燃脂的过程，包括提高燃脂效率和减少负面影响，都顺应和照顾人体本能，而不是替代、压制或阻断人体本能。

二、借鉴东西方医学文明成果

东西方在医学探索方面各有收获，又各成体系，各有优势，我们在借鉴各种医学体系和医学成果的过程中，始终遵循一个原则，就是"在保证安全的基础上，如何更有效"。

西方医学中我们以现代营养学为基础，具体主要借鉴了低碳技术和地中海饮食。短期计划以低碳技术为主，长期计划以地中海饮食为主。

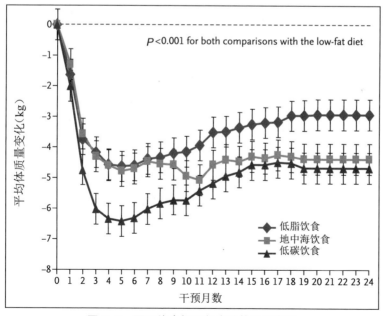

图 5-1 不同饮食组两年内的体质量变化

图 5-1 反映的是国际权威医学杂志《新英格兰医学期刊》中一篇

文章的观点，其中小三角形标注曲线代表低碳饮食，小正方形标注曲线代表地中海饮食，小菱形标注曲线代表低脂饮食（低脂饮食是低热技术中的一个典型代表）。从图中可以看出，低碳饮食在短期减脂方面具有显著优势，而地中海饮食在长期防反弹方面具有显著优势。纵坐标表示所减体质量，负数就是减了几公斤。横坐标表示时间，标注了 24 个月，代表这个监测过程持续了两年。三种减肥方法减得最多的时候出现在 5 个月前后，代表低碳水饮食的曲线下降尤其明显，说明低碳饮食短期减重效果最突出，大约减了 6.5 kg，而代表地中海及低脂饮食的曲线都是减了 4 ~5 kg。所以，优碳营养技术短期方案以低碳饮食为主。

长期差别是什么呢？从第 5 个月减到最低点，到后面第 24 个月，代表地中海饮食的曲线相对更平稳，说明体质量反弹得最少。这篇文章相当于把这几项技术做了一个非常好的总结，这个总结其实就是两点结论，一是短期减肥效果最好的就是低碳饮食，这和我们 20 年来跟踪各种技术流派得出的结论也是一致的；而长期防体质量反弹、防"四高"复发则是地中海饮食效果最好。所以，优碳营养技术长期方案以地中海饮食为主。

地中海饮食（Mediterranean Diet）是泛指希腊、西班牙、法国、意大利南部等处于地中海沿岸的南欧各地的饮食风格，其特点是以蔬菜水果、鱼类、五谷杂粮、豆类、橄榄油为主，这里的居民普遍寿命长，心脑血管发病率低，肥胖比例低。2010 年，地中海饮食结构被收录为联合国教科文组织非物质文化遗产。2019 年，"美国新闻和世界报道"网（health.usnews.com/best-diet）通过对 41 种受大众欢迎的饮食方式进行评估，地中海饮食以总分 4.2 分（满分 5 分）胜出。此外，地中海饮食还被评为更适合糖尿病患者、更有益于心脏健康和更容易遵从的饮食等。

中医系统里的知识对于我们完善优碳营养技术帮助非常大，其中包括"阴阳"、"五行"以及"性味归经"的理论。比如说"阴阳"，身体里有阴阳，"阴阳平衡，百病不生"。这个平衡包括免疫平衡、酸碱平衡、代谢平衡、体温平衡、气血平衡等方方面面。食物也有阴阳，通过食物阴阳可以补身体阴阳，阴虚补阴，阳虚补阳，同时阴阳相互依存，相互转化。"善补阳者必阴中求阳，善补阴者必阳中求阴"。

　　阴阳的平衡是通过五行的生克制化来实现的。易学将万物抽象为五行，分别用水、火、木、金、土来形象地定义。中医将五行应用于人体，科学地解释肾（水）、心（火）、肝（木）、肺（金）、脾（土）之间的辩证关系（图 5-2）。燃脂是一个全身参与的系统性工程，五行是一个系统论，可以从更高的维度指导我们的燃脂管理，让我们在实践中更加得心应手。

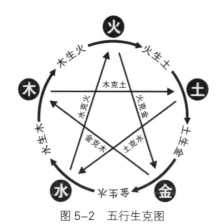

图 5-2　五行生克图

　　具体应用中，食物的"性味归经"理论就非常实用。燃脂过程中的一系列问题，如脸色发黄（脾有问题）、发青（肝有问题）、发黑（肾有问题）等，仅仅运用西方营养学来处理，常常处理得不彻底，有力不从心的感觉。但是，依据性味归经的理论，选择入脾经、肝经、肾经的食物，效果却立竿见影。

　　中西方医学各有所长，我们守住基本原则，在安全的前提下更有效，去学习、借鉴和整合各种技术。其中，现代营养学为我们提供了一个可量化的管理燃脂的基础（图 5-3）。

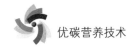

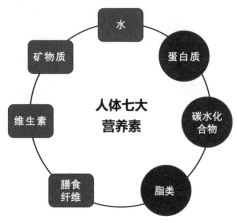

图 5-3　人体七大营养素

三、在实践中不断优化

　　第一个 10 年，我们向理论学习；第二个 10 年，我们向实践学习。实践出真知，实践是更好的老师！我们借助"炉子模型"（图 5-4）来解释实践中不断调试和优化的过程。

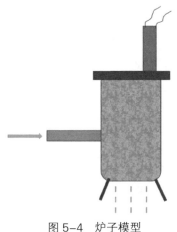

图 5-4　炉子模型

启动燃脂前，碳水化合物为细胞供能，就像炉子烧柴，启动燃脂后，脂肪为细胞供能，就像炉子烧煤，炉子从烧柴转为烧煤，需要从鼓风、排烟、排渣等方面优化燃烧系统。

　　比如说鼓风，原来的鼓风机不够用了，需要换大号的，但也不是越大越好。鼓风就是补充辅助脂肪燃烧的辅酶，如维生素、矿物质等，补多少应该有一个合适的值，这个合适的值需要反复调试。又比如说排烟，烟囱太粗太细都不好。排烟就像肺呼吸，细胞燃烧脂肪产生的垃圾，通过转运蛋白从细胞转运到组织液，再转运到血液，通过血液运到肺，通过肺呼吸排出来。呼吸功能如何优化，从文献中已经查询不到答案，只能从实践中反复调试。再比如说排渣，就如同人体排便，排得不通畅或者排过头了都不好。启动燃脂对肠道影响很大，排便出现异常的情况很多。一方面，饮食结构的变化带来了肠道菌群和生存环境的变化；另一方面，整个身体代谢状况的改变也会对肠道产生一些影响。实践中我们经过了大量的尝试，才找到了相对合理的肠道综合解决方案。

　　事实上，人体燃脂的过程比炉子烧煤的过程要复杂得多。目前并没有太多相关文献和数据来说明如何才能更好地提高燃脂效率。这种情况下，实践才能出真知，才是更好的老师！通过实践，有机会不断地暴露问题，同时尝试着去提出不同的改进方法，然后在实践中再去验证，并去粗取精、去伪存真。经过如此持续不断地"正向反馈"及修正打磨，才能把"量变"积累成了"质变"，形成一套成熟有效的健康管理方案，在减脂塑形、逆转胰岛素抵抗以及协助"四高"患者减药停药等方面做出优异的成绩，为全民健康事业做出更大贡献。

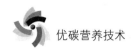

第二节 优碳营养技术的主要内容

优碳营养技术分为短期强化调理方案和长期维持方案。短期方案，致力于减脂以及逆转胰岛素抵抗，同时缓解一系列胰岛素抵抗综合征。长期方案，致力于建立正确的生活方式，维护人体本能，防止体质量反弹和"四高"复发。我们的方案很简便，很容易执行，非常有效。

不良的生活方式虽然很多，但也有主次之分。我们在建立方案时，主次分明，抓大放小，把对肥胖以及相关疾病影响最大的几种生活方式提炼出来，然后进行适当配伍，协同增效，保证了方案既简单又有效。

一、短期强化调理方案

短期方案的核心是燃脂，燃脂不仅能解决肥胖的问题，同时更有利于逆转胰岛素抵抗，以及消除胰岛素抵抗综合征，如中部肥胖、高血压、高血糖、高血脂、高尿酸、脂肪肝、动脉硬化等，甚至更有利于全身其他深层问题的加速恢复。短期方案主要包括三个内容：低碳水饮食、强化的营养补充、适量运动。

1. 低碳水饮食

优碳营养技术在燃脂阶段控制碳水每日摄入量在 50~100g 之间，这是一个对大多数人来说，相对理想的区间。具体实现，主要是限制主食和水果这两种高糖高淀粉的食物。对于其他像蛋白质、蔬菜类的食物，没有特别的限制。具体到个人，会根据每天监测燃脂的情况，适当调整碳水摄入量。如果不燃脂或者燃脂水平低，就进一步降低蔬菜和蛋白质中的碳水摄入量；如果燃脂水平高，就可以适当增加水果或主食的摄入。

让我们一项一项来看。主食包括米、面，也包括主食类的蔬菜，如薯类、粉条等，这些都是有限制的。对于高碳水食物，是严格断绝还是少量摄入，需要根据燃脂情况来确定。

蛋白质适量摄入，按照成人每 kg 体质量每天补充 1~1.2g 蛋白质的标准，如一个体质量 80 kg 的人，每天摄入的蛋白质就是 80×（1~1.2g），即 80~96g。

蛋白质食物的选择有两个原则：第一个是多选低碳水的，如鱼、肉、蛋，少选高碳水的，如豆制品和奶制品；第二个是先选鱼肉海鲜类，次选鸡鸭鹅等禽类的肉和蛋，最后选牛羊肉。

脂肪的摄入量要求是"适量"。有的低碳水饮食建议摄入更高的脂肪，我们在实践中发现过高的脂肪摄入并非必需，正常摄入脂肪就可以。但是，建议优先选择植物油，如亚麻籽油、橄榄油、椰子油或其他植物油都可以。

蔬菜选择范围更广一些，各种绿叶菜及其他低糖类蔬菜都可以。如果在实际执行过程中，其他食物的碳水都已经控制得很好了，燃脂还不理想，就可以进一步在蔬菜上选择碳水含量更低的种类。

启动燃脂的第一关键就是控制碳水化合物，其次才是运动。下表将食物依碳水含量来排序，以供参考（表 5-1）。

表 5-1　食物碳水化合物含量表

食物种类	含糖量	食物名称	碳水化合物含量（g/100g）	食物名称	碳水化合物含量（g/100g）
蔬菜类	低	小白菜	1.3	蘑菇	2.7
		花叶生菜	1.3	西蓝花	2.7
		海带（鲜）	1.6	油菜	2.7
		油菜心	1.8	茼蒿	2.7
		冬瓜	1.9	菠菜	2.8
		香菇	1.9	豌豆苗	2.8
		圆生菜	2.0	莴苣叶	3.0
		绿豆芽	2.1	韭黄	3.0
		莴苣	2.2	大白菜	3.1
		黄瓜	2.4	黄豆芽	7.0
		芹菜	2.5	生姜	7.6
		胡萝卜	7.7	洋葱	8.0
		韭菜	3.2	西葫芦	3.2
		金针菇	3.3	圆白菜	3.4
		菜花	3.4	番茄	3.5
		茄子	3.5	苦瓜	3.5
		荷兰豆	3.5	空心菜	3.6
		丝瓜	3.6	辣椒	3.7
		甜椒	4.0	茭白	4.0
		白萝卜	4.0	香菜	5.0
		大葱	5.2	大头菜	6.0
		冬笋	6.0	毛豆	6.5
	高	山药	11.6	藕	15.2
		大蒜	26.5	芸豆	54.2
		豌豆	54.3	黄豆	18.6
		红薯	23.1	紫菜（干）	22.5
		木耳（干）	35.7	银耳（干）	36.9
豆、奶制品类	低	豆浆	1.5	豆腐	3.8
		干豆腐	4.5	腐乳（白）	3.9
		腐乳（红）	7.6	无糖酸奶	4.2
		腐竹（泡）	8.1	无糖牛奶	3.4
坚果类	低	核桃	1.8	杏仁	2.9
		南瓜子（炒）	3.8	西瓜子（炒）	9.7
	高	葵花籽（炒）	12.5	榛子（干）	14.7
		花生（炒）	17.3	栗子（炒）	40.5
调味品类	低	酱油（淡）	9.9	醋	4.9
	高	蚝油	21	花椒	37.8
		胡椒粉	74.6	味精	26.5

续表

食物种类	含糖量	食物名称	碳水化合物含量（g/100g）	食物名称	碳水化合物含量（g/100g）
水果类	低	草莓	6.0	西瓜	6.4
		梨	7.3	杏	7.5
		哈密瓜	7.7	李子	7.8
		菠萝	9.5	桔子	9.7
		葡萄	9.9	橙子	10.5
		桃	10.9	柑	11.5
		猕猴桃	11.9	苹果	12.3
	高	甘蔗	15.4	荔枝	16.1
		桂圆（鲜）	16.2	柿子	17.1
		香蕉	20.8	山楂	22.0
		桂圆干	62.8	枣	28.6
鱼肉蛋类	低	三文鱼	0	草鱼	0
		小黄鱼	0.1	大黄鱼	0.8
		带鱼	3.1	羊肉（瘦）	0.2
		猪肉（瘦）	1.5	牛肉（瘦）	1.2
		羊肉串（烤）	2.4	鸡肉	1.3
		鸡蛋	1.3	鸭蛋	3.1
		鹌鹑蛋	2.1	松花蛋	4.5
豆、奶制品类	低	豆浆	1.5	豆腐	3.8
		干豆腐	4.5	腐乳（白）	3.9
		腐乳（红）	7.6	无糖酸奶	4.2
		腐竹（泡）	8.1	无糖牛奶	3.4

2. 强化的营养补充

在燃脂阶段,营养的需要量远远高于日常营养补充的量。"冰冻三尺,非一日之寒","肥胖"是多年不良生活方式累积所造成的代谢失衡。要在短期内来纠正这种失衡，就要强化反失衡的力量，这与中医里"以偏治偏"的概念相同。

完整的种子是营养均衡的，里面的淀粉储存热量，外面的麸皮提供化热的微量元素,长期摄入全谷类食物,有助于身体保持阴阳平衡。但是，食品精加工把粗粮变成了细粮，即精制碳水化合物。精加工的过程就是把麸皮和胚芽去掉，只留下里面的淀粉。如此加工，口感是好了，但营养却失衡了——热量多，转化热量的微量元素少。大量摄入细粮，持续

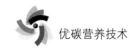

一二十年就容易出现代谢失衡。简单概括，就是长期的营养失衡会造成代谢失衡。

"以偏治偏"顾名思义，就是一件东西如果往左倾斜，要维持平衡，就需要用力向右把它扶起来。强化的营养补充，就是把形成肥胖的过程中所缺失的微量元素，在强化调理过程中加量补充回来，来纠正这个"偏"。所补充的维生素、矿物质、膳食纤维、抗氧化剂等，一般是我们日常营养补充的几倍甚至十几倍的量。营养强化的主要意义有两个方面：

第一，辅助燃脂充分进行。

一旦启动燃脂，人体每天会有几百克脂肪参与"燃烧"，为细胞供能。这个过程需要一系列辅酶，而营养补充提供了辅酶的原材料。就像炉子里放了煤之后，需要鼓风来辅助煤燃烧，风里面的氧气就相当于辅酶。风和煤是一种平衡关系，煤越多，燃烧得越旺，需要鼓风就越多。如果风跟不上，煤就会闷烧，相当于燃脂不充分！

第二，促进身体整体健康。

营养强化对整体健康的促进包括两个方面：一方面是保证燃脂过程正常进行，减少燃烧不充分产生的代谢垃圾；另一方面，充足的营养促进身体细胞和组织全面修复。虽然这是一套减脂方案，是一套逆转胰岛素抵抗的方案，但是它带来的绝不仅是代谢本能的恢复，更有全身问题的加速自愈。外在表现为精力更加充沛、工作效率更高、气色更好、头发和皮肤更有光泽等等；内在表现为，过往身体的累积损伤全面加速恢复。这种细胞、组织、器官的恢复和重建需要强大的物质基础——营养素。其他因素，如睡眠、心情、运动等，也很重要，但都无法替代原材料。

如果原材料供应不足，会有什么后果？新陈代谢不会停止，像皮肤、肠黏膜、肝细胞、红细胞等等，都不会停止更新。但是，营养原料不足又强行"生产"，会产生很多不合格的"残次品"。心肝脾肺肾新长出来的细胞会不够饱满、不够健康，当然功能也不够强大，我们因此错过一个身体重建的宝贵时机。

优碳营养技术对低碳技术最核心的优化就是强化营养补充，这一关键点会在本章第三节系统详细论述。

3. 适量运动

短期燃脂，还须配合适量运动。结合一些文献和实践经验，我们发现适合大多数人减脂的运动是快走，或与快走相当强度的运动。如果是先天性肥胖，建议增加慢跑。如果是肌肉量少，基础代谢低，建议增加深蹲。

当然，必须明确的是，运动不是减脂的关键，低碳水饮食才是。运动起辅助作用，可以适当提高减脂效果。

（1）运动时的能量来源

人体运动由肌肉收缩来实现，肌肉收缩的能量来自 ATP* 分解，但是存在于肌肉细胞中的 ATP 数量非常有限，两三秒就会耗尽。

* 三磷酸腺苷（ATP）

ATP 是细胞中普遍应用的能量的载体，所以常称之为细胞中的能量通货。ATP发生水解时，会同时释放能量，这些能量在细胞中会被利用，肌肉细胞收缩、神经细胞信号传递及生物体内的其他一切活动都是利用 ATP 水解时产生的能量。

如果还要继续运动，但是 ATP 不够用怎么办？身体就会通过以下三条代谢路径来不断生成 ATP 给细胞使用：

①即时能量系统：这种供能方式被称为"ATP-CP"系统，它的优势在于能够非常迅速地产生 ATP，劣势是产生的 ATP 非常有限，只能维持 5~10 秒，主要出现在高强度运动中，比如 100 m 冲刺等。

②短时能量系统：也称"乳酸系统"，属于无氧代谢，在持续进行较为剧烈运动时，肌糖原*在缺氧状态下进行酵解，经过一系列化学反应，

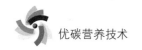

最终在体内产生乳酸，同时释放能量供肌肉收缩。它能够比 ATP-CP 系统产生更多的能量，但需要花更多的时间，并且因产生乳酸而使肌肉产生酸痛感，导致提前疲劳。因此，短时能量系统主要为较高强度、中等力量的肌肉活动进行供能，持续时间为 30~130 秒，如匀速做 30 个俯卧撑等。

* 肌糖原（muscle glycogen）

肌糖原是肌肉中糖的储存形式，在身体剧烈运动须消耗大量血糖时，肌糖原分解供能。

③长时能量系统：这是有氧运动的主要供能系统，需要利用氧气来产生 ATP。这一能量系统的术语被称为"氧化磷酸化"。氧气通过呼吸系统进入体内，帮助体内的糖（葡萄糖、肌糖原）和脂肪氧化成二氧化碳和水，并释放出大量能量。而脂肪仅能在有氧运动时参与能量代谢，所以减脂过程首选有氧运动。与其他能量系统相比，长时能量系统的优势在于能够持续产生大量 ATP，但释放速度相对较慢，需要更多时间。因为长时能量系统需要利用氧气来产生 ATP，而氧气需要通过呼吸系统进入，所以呼吸系统的供氧速度决定了能量释放的速度。

（2）不同运动强度供能占比

① 低强度运动：35% 最大心率的运动，如快走，其主要能量来源为脂肪，需要长时能量系统供能。

② 中低强度运动：65% 最大心率的运动，如慢跑，前 20 分钟能量来源 50% 为脂肪、50% 为肌糖原，如果继续保持运动，则脂肪会占 80%，如果时间更长，能动用的脂肪不够则会动用蛋白质，这也就是长时间有氧运动会容易流失肌肉的原因。该运动主要为长时能量系统供能，但短时能量系统占比也会较多一些。

③ 高强度运动：当强度增加至最大心率 75%+ 时，主要能量来源为糖原。因为脂肪供能需要氧气，而呼吸供氧有限，所以脂肪供能速度慢。此时短时供能系统会是主导，长时能量系统占比下降，即时能量系统占比略微提升；强度再大则主要为即时能量系统工作，主要能量来源为葡萄糖。需要明确的是，日常活动与任何运动都需要三种能量系统同时参与，只是占的百分比不同而已。

从运动直接消耗的能量来看，运动强度越高，直接消耗的糖原比例越高，消耗的脂肪比例越低。因为脂肪燃烧需要氧气，所以会受到呼吸的限制。运动越剧烈，氧气供应就越不充分，脂肪燃烧就越受供氧限制，身体需要燃烧糖原的比例就越高。快走消耗的总热量低，但主要都是消耗脂肪；慢跑消耗的总热量高，但消耗的脂肪比例低。达到快走的强度以后，继续增加运动强度，对增加脂肪消耗帮助不大，主要是增加了碳水的消耗。增加碳水消耗的作用并不在于减脂，而在于增加饭量。因此，慢跑比快走更能增加饭量，尤其是主食（碳水）的摄入量。

除了燃脂效率更高，快走也相对更安全。但凡肥胖的人，膝盖都更容易磨损。膝盖在弯曲时是一个杠杆的支点，体质量每增加 1 kg，支点上承受的压力就增加 6 kg，跑步时膝盖上受到的冲击还会更加严重。因此，通过跑步减肥而膝盖受损的人比比皆是。即便是很慢的慢跑，其强度相当于快走，但是从保护膝盖的角度，我们仍然推荐大部分人选择快走。

综上所述，燃脂阶段最理想的运动是快走。当然，也可以选择同快走强度相当的其他有氧运动，如跳操、游泳、骑单车等。具体情况可以根据场地和个人爱好灵活选择。实际运动强度可以参照下面对快走强度的指导。

（3）简单实用的运动指导方法

具体应用中，我们以简单实用为原则，对快走的强度提出 3 项标准，具体可以参照其中任一项。

① 达到后背发热、额头出汗即可。

② 一分钟 130~149 步。

③ "讲话速度"。走路刚刚能说话，如果还能唱歌，说明走慢了，如果说话上气不接下气，说明走快了。

运动时长每次至少持续 15 分钟，频率是每天 2~3 次。如果选择跳操等其他有氧运动，强度、时长和频率参照快走标准。

先天性肥胖人群，可以额外增加慢跑。一项研究证明，"定期慢跑（每周 3 次，每次 30 分钟）是所有对抗肥胖基因的运动中最有效的"。所以，那些拥有先天肥胖基因，如从小就发胖的人，建议在每天快走的基础上，增加定期慢跑。特别提醒的是，慢跑时要注意科学方法，以免对膝盖造成损伤。同时，可以考虑先快走，等减到身体比较轻松时再增加慢跑。

肌肉量少，燃脂效果不好的人，建议增加深蹲。研究发现，无氧运动可以增加肌肉力量和肌肉体积，提高基础代谢，间接帮助减脂。无氧运动是指在缺氧状态下进行的，负荷强度较高的一些运动，如剧烈跑、跳高、跳远、举重、俯卧撑、平板支撑、仰卧起坐、深蹲等。一次无氧训练不宜超过 40 分钟，运动频率可以隔 1~2 天做一次，即每周 3~4 次。

深蹲是比较基本和简单的无氧增肌锻炼。深蹲基本要点是，两脚平行，与肩同宽，腰部要挺直，不要和平时那样驼背下蹲，臀部向后坐，双膝最好不要超过脚尖。此动作 30~50 个一组，一天 2~3 组，隔一天做一次就可以。要慢起慢落，才有最好的效果。

4. 短期方案之"百日筑基"

低碳水饮食、营养强化和适量运动这三个核心要素，每一个都可以单独发挥作用，但科学地结合起来却可以创造奇迹！只是需要一定的时间，这个时间最好不低于 100 天。

长期不良的生活方式，不仅会导致肥胖，还会带来很多其他伤害。更为严重的是，一些肥胖伴随"四高"的人群，因为长期用药，进一步造成慢性肝肾损伤。所以，肥胖人群健康欠债多，身体里需要填的"坑"很大，需要持续强化调理，直到把"坑"填平。

尤其是肥胖伴随"四高"的人，建议持续调理 100 天以上。中医讲"伤筋动骨 100 天"，"四高"造成的慢性内伤，视同于伤筋动骨。身体组织和器官有一定的代谢周期，比如皮肤代谢更新的周期为 28 天，血液中红细胞代谢更新一遍需要 120 天。持续 100 天的调理，意味着身体大部分组织和器官几乎更新了一遍，陈旧性损伤的修复会更加全面深入。

"百日筑基"又很像烧开水的过程。烧水就要一口气烧开，如果烧到烫手了就停下来，以后还要从头来烧。调养身体也一样，调到感觉良好了就停下来，但是身体并没有发生质变，很容易回到从前，到时候还要从头来调，原来的努力都白费了。"百日筑基"就是为了完成身体的"质变"。这个质变，相当于水烧开沸腾，从中医角度可以理解为气血水平增高到可以"气化"*的水平。

* 气化

对人体内脏腑器官而言，气的运动而产生的各种变化称为气化。诸如体内精微物质（营养）的化生及输布，精微物质之间、精微物质与能量之间的互相转化，以及代谢废物的排泄等都属气化。在中医学中，气化就是体内物质新陈代谢的过程，是物质转化和能量转化的过程，是生命最基本的特征之一。

这种气化的能力，会把体内的毒素清理出来。俗语讲，"人吃五谷杂粮哪能不生病"？即使日常的饮食生活，我们身体里面也总是会积累一些"毒素"，有些是人体内产生的中间代谢产物，有些是外来毒素，我们的人体无法短时间有效清除。但是，一个气血充盈的人，是不怕这些"毒素"的。因为气血旺盛，就有能力把毒素冲刷起来运输走，通过

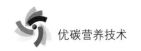

肺和皮肤等器官排泄出来。这就是中医讲的"气血充盈，百病不生"。但是当气血水平低的时候，就没有这个能力，毒素就会堵塞经络，阻碍气血流通，不断恶性循环，从而导致亚健康甚至严重的疾病。

我们在实践中发现，很多坚持"百日筑基"的人，一方面脂肪减下来了，身材变好了，"四高"减药甚至摆脱药物依赖了；另一方面，各种其他慢性病，如前列腺炎、附件炎、皮肤病、退化性关节炎、股骨头坏死、神经衰弱、慢性鼻炎等等，都得到显著改善。这些事实充分证明，强大的自愈本能需要足够的时间，才能充分发挥潜力和创造奇迹！

二、长期方案

长期方案是在"地中海饮食"的基础上优化而成的，主要内容包含"三个习惯，一个方法"。"三个习惯"：低血糖指数的饮食，主要是少吃细粮；日常营养补充；适量运动并持之以恒。"一个方法"：每周做一天短期强化。执行长期方案就是践行健康的生活方式，是长期健康的保障。

1. 低血糖指数的饮食

前面讲到短期方案的第一条是限制主食。长期计划的这一条不是限制主食，而是限制主食中的细粮，即精加工的碳水化合物。为什么长期方案不限制主食呢？因为人体正常的饮食结构，需要三大能源，蛋白质、脂肪、碳水化合物，其中碳水化合物是一个必要的组成部分。中医讲"五谷为养"，主食应该是我们主要的食物。

短期方案限制主食，主要是为了启动燃脂。因为一旦主食吃多了，人体就会燃烧主食中的碳水化合物，不会燃烧身体中的脂肪。当短期方案已经减脂成功，胰岛素抵抗实现逆转，这时我们考虑的不是继续燃脂的问题，而是维持成果。这时候，就不用通过限制碳水化合物去继续燃脂了。在这一点上，长期方案和短期方案有很大差别。

虽然不限制主食，但我们对主食种类还是有要求的。长期方案建议以全谷类为主。这一条非常重要，是长期方案的基础。因为精加工的碳水化合物，把麸皮和胚芽中所含的微量元素去掉了。更重要的是，精加工提高了谷类食物的血糖指数，细粮进入人体后分解代谢为葡萄糖，并送达血液的速度更快，使餐后血糖升高得更猛烈，这是最主要的肥胖的发病原因，也是导致胰岛素抵抗的主因。长期方案倡导低血糖指数饮食，让餐后血糖缓慢升高，可以避免反复血糖冲击对身体造成累积伤害！

2. 日常营养补充

长期方案里的营养补充，虽然不如短期强化需要的营养素量大，但是仍然非常重要。点点滴滴的营养累积，一样会深刻地影响我们的健康。肥胖是代谢类疾病，食物的营养失衡累积起来，最终会造成身体的代谢失衡，我们要维护身体各种代谢指标的平衡，前提就是要保证饮食中的营养均衡。

现代社会中，大部分人的膳食营养都是不均衡的。基本表现都是热量过剩和辅助热量代谢的微量元素缺乏。为了能够长期保持身体健康，维持体质量正常，维护代谢能力的健康，大部分人需要日常营养补充。

导致微量元素缺乏的原因主要是三个：

（1）土壤贫瘠导致食物质量下降

在 20 年的优碳燃脂实践中，我们发现日常营养补充非常重要。为什么一定要补充？难道适当的食物搭配还不足以满足人体全部的营养需求吗？营养补充背后的深层原因是什么？

《美国营养学院杂志》2004 年 12 月发表了一项研究。他们研究了美国农业部 1950 年到 1999 年 43 种不同的蔬菜与水果的营养资料，发现蛋白质、钙、磷、铁、核黄素（维生素 B_2）与维生素 C 在过去半个世纪以来"可靠性下降"。研究人员将这种下降的趋势归因于人类提高产量的努力。"现代农业只允许农作物长得更大与更快，但是这些农作

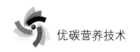
物制造或者摄取营养的能力未能跟上它们迅速的生长"。

化肥的普遍过量使用，造成土壤酸化和板结，所生产的作物营养成分也发生相应的变化。库什研究所对 1975 年到 1997 年营养资料的分析，发现 12 种新鲜蔬菜的平均含钙量减少 27%，铁减少 37%，维生素 A 减少 21%，维生素 C 减少 30%。《英国食物杂志》对英国 1930 年到 1980 年期间营养成分资料进行的类似研究，发现 20 种蔬菜中平均钙含量下降了 19%，铁下降了 22%，磷下降了 14%。另外一项研究结论显示，现在要吃八个橘子才能获得我们的祖辈吃一个橘子含的同样多的维生素 A。苹果也已丧失其 80% 的维生素 C。

以上多组数据表明，现在土壤贫瘠，又受到农药、除草剂、酸雨等化学物质的污染，所有植物已失去原有的养分，动物吃了这些植物，它们的肉、奶、蛋也不可能有原来的养分。在这种情形下，即使营养师懂得食物搭配，也无法吃出健康。

（2）食物的精加工

虽然我们提倡要以全谷类为主，但实际上，生活方式总是有多种干扰。受环境所限，很多时候吃不到粗杂粮。比如，出去聚会点完菜之后，我们想要粗杂粮但饭店不提供，于是就不得不吃了细粮。还有的时候，是"馋虫"作怪。每个人的生活环境不一样，自我约束能力也不同，完全不碰细粮，很多人难以真正做到。这就意味着，我们常常会吃到只含热量却缺乏微量元素的食物，营养补充在此时就变得很重要。比如，如果一顿饭的主食都是细粮，白面馒头、面包、面条，那么，随餐（饭前或者饭后）额外做一些营养补充，包括维生素、矿物质、膳食纤维等辅助热量代谢的微量元素，就相当于把加工掉的维生素、矿物质、纤维素等重新补充回来。这一餐不仅解了馋，吃到了细粮，还吃到了细粮中被加工掉的那些营养成分。

（3）生活节奏快

食物多样化是营养丰富均衡的重要保证，但生活节奏快却让我们难以做到食物多样化。《中国居民膳食指南（2016）》建议：每人每天至少要吃 12 种不同的食物，每人每周要吃 25 种以上不同的食物。但问题是，现在人们的生活节奏很快，竞争激烈，压力也很大，没有时间和精力保证每餐食物种类丰富。当然，很多人也缺乏相应的营养知识。往往是匆匆忙忙吃饱了，但吃不到营养和健康。而适量的营养补充，尤其是从食材中提取的天然营养素，就弥补了因食物种类不足而带来的营养不均衡。

3. 适量运动并持之以恒

短期方案中建立的运动习惯，在长期方案中要继续坚持。这对促进细胞线粒体数量的增加至关重要。线粒体是能量代谢的场所，相当于房间中放的炉子，维护线粒体的数量就是维护人体燃烧脂肪的能力。这个能力可以使我们的身体不容易发胖。从中医角度讲，运动是重要的除湿方法。每天的食物代谢过程都会产生"湿"，而"湿"积累多了就会带来"痰湿体质"。中医认为，"痰湿体质"是肥胖的重要成因。在长期运动方面，我们建议一定要选择适合自己的容易坚持的运动。只要是有氧的，以燃脂为主的中低强度运动，如快走、慢跑、跳操等，而非以燃烧碳水（糖）为主的高强度运动都可以。

4. 一个方法：每周一天短期强化

在三个习惯之外，还有一个方法，那就是每周做一天短期强化。人非圣贤，生活方式总会有这样那样的干扰，三个习惯有时不能完全贯彻。每周一天的强化，其实是强化了燃脂，把一年累积的肥胖问题分成小块去处理掉。

我们的实践证明，大部分能坚持前面三个习惯的人是不需要这个方法的。当一个人内在对健康的认知到一定程度的时候，他会愿意去践行以上三条健康的生活方式。而如果一个人可以把这三个习惯，贯彻融入日常生活之中，那么这个人就开始真正践行健康的生活方式，开始真正走上长期健康之路了。额外增加这个方法，主要是为一些生活中干扰比较多，难以坚持正确的生活方式，自律性相对差一些的人提供的补救措施。

第三节　核心的优化是营养补充

不管是短期方案还是长期方案，核心的优化都是营养补充。短期方案以低碳技术为基础，低碳技术的五大优化主要都是通过营养补充来实现的。低碳技术在具体应用中分成两类：一类不加营养补充，往往燃脂效率低，减脂速度慢，安全性低，健康效果弱；另一类增加营养补充，但加的种类和量参差不齐，做到非常专业还是有很大难度。优碳营养技术对营养补充的优化经历了长期的过程，逐渐趋于完善。营养补充不仅优化燃脂过程，同时也促进了身体全面健康。当然，技术的进步没有止境，优碳营养技术的优化也没有停下脚步。

长期方案虽然以地中海饮食作为基础。但在目前的大环境下，食物质量普遍下降，导致很难搭配出来真正"地中海饮食"的品质。所以，适量营养补充是对长期计划最关键的优化。

在营养补充方面存在一些争议，但目前为止，营养领域的专业人士们在以下两点上已经达成了基本共识。

第一，不缺不补，缺了就要补。事实上，短期方案所有人都需要营养补充，长期方案大部分人需要营养补充。

第二，补充天然的优于合成的。天然营养素无论是在生物活性上还是在安全性上都优于合成营养素。现代食品工业的发展，如提取、浓缩、分离、酶解、定向培养等工艺的进步，使天然营养补充品越来越容易获得。

人体必需的营养素分为七大类，分别是蛋白质、脂肪、碳水化合物、维生素、矿物质、纤维素和水。在我们的优碳营养技术方案中，水可以充足获取，碳水化合物要限制摄入，不需要额外补充，脂肪在膳食中优化，也不需要额外补充。剩下四大类，则都需要另外补充，以下会详细论述。此外，抗氧化剂在燃脂过程中具有重要的保护作用，还有许多药食同源的食物是对现代营养学的重大补充，这两项分别论述。

1. 蛋白质

科学补充蛋白质可以促进燃脂和促进健康。蛋白质的代谢过程会消耗热量，摄入充足均衡的蛋白质，就像维护蜡烛的芯一样，可以维护人体的燃脂能力。在饮食中保证适量蛋白质的同时，还需要额外补充大豆分离蛋白和胶原蛋白，其中大豆分离蛋白是基础。补充大豆分离蛋白是为了同饮食中的动物蛋白形成更好的搭配。组成蛋白质的 22 种氨基酸，有的在动物性食物中含量偏多，有的在植物性食物中含量偏多，故而动物性蛋白和植物性蛋白需要适当搭配，才能保证均衡的氨基酸来源，并保证正常的蛋白质代谢。但是因为要限制碳水化合物摄入，所以饮食中蛋白质以低碳水的动物蛋白为主，而含碳水比较高的植物蛋白，如豆制品的搭配就很少。大豆分离蛋白就是去掉了大豆中的碳水化合物和脂肪，剩下含量非常高的优质植物蛋白，能够与饮食中的动物蛋白形成更均衡的蛋白质搭配。补充胶原蛋白，可以在减脂的同时加速皮肤紧致，防止快速减脂带来的皮肤松弛。

2. 维生素

补充维生素可以辅助燃脂和促进健康。维生素 A、B 族、C、D、E、K 都需要补充，其中 B 族是脂肪燃烧最重要的辅酶，没有 B 族的辅助，脂肪就不会充分燃烧。维生素是维持生命必需的营养素，燃脂的过程大大增加了维生素的消耗，所以维生素必须得到全面补充。否则，不仅会影响燃脂的过程，还会全面影响健康，轻则造成各种缺乏维生素的亚健康症状，重则会导致疾病。

3. 矿物质

补充矿物质可以辅助燃脂，提高抗氧化能力和维护骨骼健康。矿物质钙、镁、锌、铜、锰、铁、硒、铬、钼、锗、钒和硼等，是几百种酶的活性中心。燃脂过程对辅酶的消耗，会增加对矿物质的需求，如果矿物质缺乏，辅酶的活性会下降，燃脂的效率就会降低。另外，内源性抗氧化剂的合成也需要一些矿物质的参与，矿物质缺乏会造成人体抗氧化系统的效率下降，从而会使燃脂过程所产生的自由基对身体造成一系列氧化性伤害。如果不补充矿物质，燃脂过程会非常快地消耗掉细胞液和组织液中的矿物质，并进一步从骨骼中抽取矿物质，从而降低骨密度，加剧退化性关节炎，甚至导致骨质疏松。

4. 纤维素

补充纤维素对于肠道环境的调整至关重要。肠功能紊乱和大便异常是执行低碳水饮食最常见的问题。解决这些问题，配合补充益生菌效果会更好，但是最根本的是补充被称作"益生元"的膳食纤维，其中包括非水溶性膳食纤维和水溶性膳食纤维。水溶性膳食纤维包括一系列已经被证明具有特殊调整效果的多糖，如菊粉多糖、魔芋多糖、低聚果糖、低聚木糖、水苏糖、壳寡糖等。健康的肠道菌群是由多种益生菌形成的立体生态环境，多种膳食纤维组合起来的调整效果远远好于单一膳食纤维，如果膳食纤维补充的量不够或者种类不够丰富，就会造成肠道菌群紊乱，产生大量毒素，不仅影响肠道健康，还会阻碍燃脂过程顺利进行。通过营养补充摄入足量的膳食纤维，特别是水溶性膳食纤维，与消化后的食物充分混合，可降低葡萄糖进入肠壁的速度，使餐后血糖不会急剧上升，从而保持血糖和胰岛素水平的平稳，这一点对于短期方案干预后的防反弹同样有重要意义。

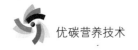

5. 抗氧化剂

过多的自由基是衰老的根源，抗氧化剂是清除自由基的卫士。燃脂的过程会产生大量自由基，超过清理能力的过量自由基会对人体产生氧化性损伤，首当其冲的是线粒体。自由基有很多种，它们的性质各不相同，所以需要补充种类丰富的抗氧化剂，如胡萝卜素、维生素 C、维生素 E、辅酶 Q10、谷胱甘肽、原花青素（OPC）、硒和锌等，这些外源性抗氧化剂同内源性抗氧化剂协同作战，系统地保护人体免受自由基损伤。燃脂过程如果缺乏抗氧化剂的全面保护，人体将会受到一系列伤害，轻则伤害线粒体，减少燃烧脂肪的"炉子"，损伤人体脂肪代谢能力，让人更容易发胖；重则加速基因突变，促进癌细胞生长，提高患癌风险。

6. 药食同源的天然活性成分

很多药食同源的食物对提高肝肾解毒排毒功能很有帮助，还有些可以通经络和补气血，从而让好转反应更轻微，并更快过去。这类食物在中医里有非常系统的论述，其性、味、归经和对脏腑的功效都被研究得非常清晰和透彻，主要功效成分近些年也基本被研究清楚，而且被有效提取。譬如黑豆皮中养肝补肾的原花青素、银耳中润肺通便的银耳多糖、赤小豆中养心健脾除湿的复合提取物、姬松茸中抗癌的多糖、猴头菇中养胃的多糖、山药中养胃健脾补肾的复合提取物等。这些功效成分的发现及提取，不仅大大提高了有效成分的浓度，也减少了食物中碳水化合物对于燃脂的干扰。

源于中医典籍的这类药食同源食物的系列提取物，是对现代营养学的重大补充。我们在长期应用优碳营养技术的实践中发现，在补充基础营养素辅助燃脂的同时，适当配伍药食同源的提取物，可以获得深度调理健康的意外收获，如肝肾解毒排毒能力显著提高，全身潜在疾病全面改善，各类"好转反应"变得更加轻微等。

第四节　营养与免疫力

不管是短期方案还是长期方案，都抓住了生活方式中的三个主要影响因素：饮食、营养补充和运动。其中，饮食和营养补充背后的共同基础是现代营养学，因此，营养是优碳营养技术的技术核心。营养不仅能提高燃脂效率和促进健康，更值得一提的是，营养是免疫力的重要物质基础！在优碳营养技术短期和长期方案中，营养都为人体免疫力提供了充足的原材料。

此书成书之际，新冠疫情已持续近 3 年，因为这次持久的疫情让人们深深地认识到免疫力的重要性。祖国医学经典《黄帝内经》中有一句流传至今的话："正气存内，邪不可干。"大致的意思就是讲，如果你自身的"正气"足够强的话，那么它可以保护你不受外界"邪气"（病毒）的侵害。这个"正气"，大体就是指免疫力。

从古至今，人类遭遇了许多超级病毒，其中影响巨大的有：鼠疫、天花、霍乱、疟疾、传染性非典型肺炎等。在这些流行病横扫人类的时候，每次都有人能全身而退，靠的就是免疫力，也就是"正气"。所谓的外邪侵扰人体，往往都是"乘虚而入"，而免疫力相当于是一个金刚护体的保护罩。

营养免疫学是一个专门的学科，本节重点阐述一下营养与病毒免疫的关系。希望优碳营养技术也能发挥在提升免疫力方面的巨大潜力，在"后新冠时代"为大众健康保驾护航！

面对病毒，我们有两道防御系统：体外防御和体内防御。体外防御

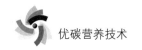

包括隔离、保持距离、戴口罩、消毒等，目的是防止病毒进入身体。体内防御就是我们的免疫系统。我们这里重点说体内防御——免疫力。

免疫力是人体中很复杂的一套系统，会受到运动、睡眠、心情、营养等因素的影响。其中，营养是免疫力的物质基础。免疫系统的三大部分，包括免疫器官、免疫细胞和免疫物质，都需要营养素的支持，才能充分发挥免疫应答作用，并与机体其他系统相互协调，共同维持机体内环境稳定和生理平衡。

整个免疫系统很像完善的军队体系。其中，免疫器官(骨髓、胸腺、脾、淋巴结等)是"军事基地"。骨髓生成干细胞（招新兵），送到胸腺衍化成不同类型的免疫细胞（训练为不同的兵种），然后送到脾和全身淋巴结（驻扎进大小兵营）。免疫细胞（淋巴细胞、单核细胞、中性粒细胞、巨噬细胞等）是"士兵"，不同免疫细胞具有不同的免疫功能，就像不同兵种有不同的作战能力。免疫物质（抗体、溶菌酶、免疫球蛋白、干扰素等）是"武器弹药"，可以干扰和消灭病毒。

而营养对于免疫器官、免疫细胞和免疫物质都至关重要。

免疫器官需要源源不断地营养供给，不仅用于更新器官组织，还用于生产免疫细胞。免疫器官一刻不停地进行着新陈代谢，仅骨髓中每秒钟就有800万个血细胞死亡，并有相同数量的细胞在这里生成和替换。所以，营养会影响免疫器官的正常功能。

免疫细胞生成后仍然需要营养来维护功能。就像是打仗，如果士兵吃不饱饭，营养没跟上，饿得眼冒金星，浑身无力，就会导致战斗力下降，所以充足的营养可以保证免疫细胞充沛的战斗力。

免疫物质的生成同样离不开营养。人体合成抗体、溶菌酶、免疫球蛋白、干扰素等都需要原材料，这些原材料都是营养。如果营养跟不上，就意味着武器和弹药跟不上，也会让免疫细胞的战斗力下降！

总体来说，营养是免疫系统乃至整个身体组织健全和功能完善的物质基础。我们身体会自行合成很多东西，仅各种酶就有1000多种，还有其他种类繁多的生化成分。但是，生产它们却只需要七种原材料：蛋白质、脂肪、碳水化合物、维生素、矿物质、纤维素和水。这七种原材料被称为"基础营养素"。只有基础营养素充足，免疫系统才可以最大限度地发挥潜力，整个人体才能表现出强大的"战争"动员和组织能力，识别全新的入侵病毒，迅速建立免疫应答，有针对性地产生抗体，形成自然免疫。这种自然免疫往往只需要几天就可以形成，其速度远远快于医学研发疫苗的速度。更为可贵的是，病毒总是在变异，而免疫系统总是能够快速识别变异病毒，并顺利产生新的抗体。正是这种与生俱来的天赋本能，保护人们在每一次瘟疫中全身而退！但是，如果基础营养素不足，就意味着免疫器官、免疫细胞和免疫物质会原材料匮乏，会无法充分发挥"战争"潜力，最后的综合表现就是免疫力低下，结果就是被病毒无情淘汰。即便在先进的医疗条件下侥幸存活，身体也会遭受重创，留下终身性伤害。

希望每个人借由这次疫情带来的教训和启发，好好学习和运用营养知识，来维护自身的免疫系统，在漫长的"后新冠时期"享有更多的健康和平安。

第六章

优碳营养技术的效果及应用

优碳营养技术凝结了我们 20 多年的心血和努力，是在低碳技术的基础上，不断探索、积累了大量的有效数据及案例，并在丰富的技术储备和应用经验支持的前提下，不断将低碳技术进行优化和改进，最终才升级成为"低碳技术 2.0"版的优碳营养技术。

这一章我们主要讲述优碳营养技术在体质量管理、"四高"人群健康管理领域中的实际应用效果，以及优碳营养技术对身体综合改善程度、安全性、长期执行过程中是否反弹等方面做全方位的阐述。此章内容将分为四节来阐述，第一节中将通过我们一个大型专业慢病学术研究项目——"千人学术计划"及联合其他院校进行的相关研究获得的大量数据，来呈现优碳营养技术在肥胖、"四高"领域中真实的应用效果；第二节将阐述优碳营养技术用于以 SF–36 量表（健康调查量表，包括 36 个问题，从身体、生理及社会心理等八个领域进行测定的量表）数据为主要内容的身体综合改善方面的效果研究；第三节将从肠道调整及肝肾功能指标等方面阐述优碳营养技术应用的安全性；第四节讲述优碳营养技术长期方案在体质量维持、防反弹方面的效果及应用要点。

第一节　优碳营养技术对肥胖、"四高"的效果研究

判断一项技术的好坏及其先进性可以从很多方面来进行，但其中最重要的一项是此项技术在实际应用中产生的最终效果如何，为了更科学、全面地验证优碳营养技术真实应用效果，我们专门启动了一系列基于真实场景的实践研究，最终在收集到的大量数据的基础上，经过专业的汇总分析，发现优碳营养技术的应用效果在以下三个方面表现突出：

1. 减脂塑形

如第二章所述，减肥不等于减重，单纯地减少体质量是个误区。真正要减的其实是身上的脂肪，减肥人群的首要目标，就是减脂肪。身体多余的脂肪不仅让我们看起来臃肿松垮，还给我们带来极大的健康隐患。优碳营养技术最核心的优势在于，它是一项针对人体多余脂肪可以快速、安全、持续进行的"燃脂"技术。

在应用优碳营养技术进行体质量干预管理的案例中，会发现有些人调理干预后，体质量并没有轻多少，甚至还维持着原来体质量，但身体的曲线出来了，以前看上去臃肿的地方，如大腿、腹部、上臂等围度都变小了，肩背变薄了，且还能隐隐看到肌肉线条，身材曲线明显，身高似乎拉长，人看上去自然显得苗条，也更健康，充满活力。身材好了，其原因是体积大的脂肪少了，换成了更有质量的肌肉，而这就是一个塑形的过程（图6-1、图6-2）。

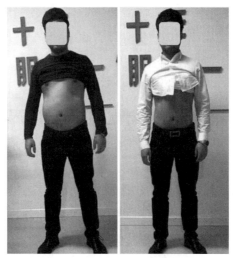

图 6-1　调理前后正面对比照

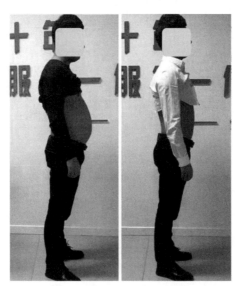

图 6-2　调理前后侧面对比照

　　身体的塑形状态除了可用肉眼直观地看出来，还可以体现在一些身体指标数值上，例如腰围、臀围、腹围、大腿围等体征指标的下降。

　　如前所述，优碳营养技术是低碳技术的升级版，我们先了解一下低碳技术在此方面的应用效果。

低碳技术以 1972 年《阿特金斯医生的新饮食革命》一书出版开始，已流行几十年，并且越来越多的人开始应用这项技术来进行体质量管理，许多随机对照试验（RCT）和系统评价也对低碳水饮食减轻体质量的安全性和有效性进行了评估。为了找到具有代表性的数据，我们查阅了大量国内外相关文献资料，这些资料符合有足够多真实案例和相关数据，符合学术要求并发表在权威医学杂志为筛选原则，经过分类，发现目前大部分低碳技术在体质量管理领域应用效果数据如下：

低碳技术研究数据 1：

Samaha 等对 132 例肥胖患者（BMI 平均为 43；其中 39% 患有糖尿病，43% 伴有代谢综合征）的低碳水饮食数据进行了分析。数据显示，第 6 个月时，低碳水饮食组的平均体质量下降了 5.8 kg。第 36 个月时，低碳水饮食组平均体质量恢复了 2.2 kg。

低碳技术研究数据 2：

2018 年，Jeannie 等进行了一项为期两年，共有 115 名 2 型糖尿病（T2DM）成人（平均 BMI 34.6，平均年龄 58 岁，平均 HbA1c7.3%）参与的随机临床试验，以探究限制能量的低碳水化合物饮食和低脂肪饮食能否改善 2 型糖尿病的超重和肥胖者的血糖指标。

结果：共 61 名参与者完成了该研究。研究发现低碳水饮食组（LC组）体质量平均下降 6.8 kg。

目前在国内乃至亚洲人群中进行低碳水饮食相关规模研究较少，但在近两年发表的一些研究中，我们可以了解到一些这方面的信息。

低碳技术研究数据 3：

国内一项研究，采用适度低碳水饮食（MLCD）对超重肥胖新诊断 2 型糖尿病患者进行干预，共有 38 例患者纳入研究，所有患者每日摄入

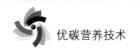

热量限制在 1000~1200 kcal，降糖方案均为服用二甲双胍片 1.0 g/d。

时间：为期 24 周。

结果：干预后 MLCD 组平均体质量下降 7.98 kg，和干预前的平均体质量相比具有明显差异。

低碳技术研究数据 4：

一项研究观察生酮饮食及限能平衡膳食干预对于成人超重及肥胖患者人体成分及生化指标的影响。选取在衢州市人民医院营养科门诊预约减肥的超重及肥胖患者。共纳入患者 42 例，随机分为生酮饮食组及限能平衡饮食组，每组各 21 例。入选标准：BMI ≥ 24 ，年龄 18~59 岁；无合并其他慢性代谢性疾病；资料数据完整。

时间：持续干预 1 个月。

结果：低碳饮食干预 1 个月后，生酮饮食组体质量平均下降 5.01 kg，脂肪量减少 3.0 kg（表 6-1）。

表 6-1　Comparison of anthropometric parameters between the two groups

Indexes	Change values		P 值
	Calorie restrict diet	Ketogenic diet	
Weight (kg)	−3.38 ± 0.43	−5.01 ± 1.26	0.007
Fat mass (kg)	−1.30（−1.95,−1.20）	−3.00（−4.40,−2.25）	0.000
Muscle mass (kg)	−0.60（−1.05,−0.50）	−1.30（−3.05,−1.05）	0.004
Bone mineral content (kg)	−0.05（−0.09,−0.03）	−0.07（−0.15,−0.06）	0.136

优碳营养技术在低碳技术基础上进行全面优化，被称为"低碳技术 2.0"版。下面我们通过一些研究数据来看一下优碳营养技术减脂塑形方面的应用效果。

优碳营养技术研究数据 1：

2018 年我们联合邢台体育学院对在校大学生肥胖者，以基于优碳营养技术进行为期 42 天（6 周，其中前 4 周为强化干预，后 2 周为效果巩固）的以低糖饮食、营养强化和有氧运动为主要内容的生活方式干预研究。此研究以"国家学生体质健康标准测试"数据中筛选 BMI ≥ 28 的学生作为抽样人群；告知实验对象实验的目的、方法、内容、要求并签订《知情协议书》；从抽样人群中抽取意愿强烈的人员 25 名作为项目研究对象。实际完成实验 21 人。

结果显示：青年大学生腰围、腹围等体征指标大幅下降，体脂大幅减少，各项内在指标趋于有利于身体健康方向转化，身体柔韧性、有氧运动能力和反应能力增强。结果证明基于优碳营养技术的生活方式干预方案对青年大学生肥胖体质改善、提高身体素质有显著作用（表 6-2、表 6-3）。

表 6-2　男生形态指标实验结果（ $\bar{x}$ ± s,n=9）

项目	实验前	实验后	P 值
体质量（kg）	97.28 ± 13.08	86.29 ± 10.96	0.071
腹围（cm）	107.89 ± 8.28	95.94 ± 8.06**	0.007
腰围（cm）	108.55 ± 7.63	97.33 ± 8.31**	0.009
臀围（cm）	115.22 ± 6.76	107.22 ± 6.72*	0.023
上臂围（cm）	41.44 ± 11.34	32.56 ± 3.52*	0.039
大腿围（cm）	62.67 ± 9.11	62.61 ± 5.30	0.988

注：与实验前比较，*P<0.05 显著性差异；**P<0.01 非常显著性差异。

表 6-3　女生形态指标实验结果（ $\bar{x}$ ± s,n=12）

项目	实验前	实验后	P 值
体质量（kg）	83.45 ± 11.35	76.44 ± 10.34	0.166
腹围（cm）	96.75 ± 9.46	90.65 ± 9.69	0.172
腰围（cm）	101.30 ± 8.16	93.05 ± 12.67	0.101
臀围（cm）	113.40 ± 6.22	106.95 ± 5.50*	0.024
上臂围（cm）	34.70 ± 4.76	32.95 ± 2.76	0.328
大腿围（cm）	66.00 ± 2.91	63.85 ± 2.89	0.114

注：与实验前比较，*P<0.05 显著性差异；**P<0.01 非常显著性差异。

由表 6-2、表 6-3 中可以看到，经过优碳营养技术干预调理后，男

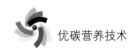

生、女生的身体形态指标均有减小的趋势；其中腰围、腹围具有非常显著性差异；干预后，男生、女生体质量都明显地减轻，这尤其反映在腹围、腰围和臀围上。其中男生平均下降：体质量 10.99 kg，腹围 11.95 cm，腰围 11.22 cm，臀围 8 cm。女生平均下降：体质量 7.01 kg，腹围 6.1 cm，腰围 8.3cm，臀围 6.5cm。

由表 6-4、表 6-5 中可以看到，经过优碳营养技术调理后，女生蛋白质含量增加；男生身体脂肪量、内脏脂肪含量、皮下脂肪含量及身体脂肪率和实验前比较减少具有显著性差异；女生 BMI 和身体脂肪率和实验前比较减少具有显著性差异。

减重主要来自脂肪，包括内脏脂肪和皮下脂肪（男生脂肪量平均下降 8.01 kg，女生脂肪量平均下降 6.67 kg），而且身体水分、蛋白质、肌肉量稳定，这是身体机能和素质提高的基础。

表 6-4 男生体成分实验结果（$\bar{x} \pm s$，n=9）

项目	实验前	实验后	P 值
BMI	32.14 ± 4.13	28.47 ± 3.34	0.054
去脂体质量（kg）	64.49 ± 5.71	61.70 ± 6.01	0.328
肌肉量（kg）	61.15 ± 5.43	58.50 ± 5.71	0.327
推定骨量	3.22 ± 0.31	3.20 ± 0.30	0.412
身体水分（kg）	41.58 ± 4.34	39.92 ± 4.44	0.436
蛋白质（kg）	19.63 ± 2.07	18.64 ± 2.13	0.332
脂肪量（kg）	32.81 ± 8.43	24.80 ± 5.90*	0.033
内脏脂肪含量（kg）	6.83 ± 2.62	4.50 ± 1.58*	0.036
皮下脂肪含量（kg）	25.96 ± 5.81	20.29 ± 4.31*	0.032
身体脂肪率	33.28 ± 4.41	28.36 ± 3.53*	0.019

注：与实验前比较，*P<0.05 显著性差异；**P<0.01 非常显著性差异。

表 6-5 女生体成分实验结果（$\bar{x} \pm s$，n=12）

项目	实验前	实验后	P 值
BMI	31.33 ± 2.84	28.59 ± 2.40*	0.032
去脂体质量（kg）	45.08 ± 4.33	44.78 ± 4.20	0.873
肌肉量（kg）	42.33 ± 3.96	42.02 ± 3.85	0.861

续表

项目	实验前	实验后	P 值
推定骨量	2.75 ± 0.37	2.75 ± 0.36	1.000
身体水分（kg）	34.24 ± 3.37	33.38 ± 3.34	0.574
蛋白质（kg）	8.12 ± 1.49	8.68 ± 1.09	0.352
脂肪量（kg）	38.39 ± 8.18	31.72 ± 7.21	0.069
内脏脂肪含量（kg）	6.50 ± 2.63	4.70 ± 1.94	0.098
皮下脂肪含量（kg）	31.88 ± 5.63	27.01 ± 5.30	0.062
身体脂肪率	45.65 ± 4.02	41.09 ± 4.33*	0.025

注：与实验前比较，*$P<0.05$ 显著性差异；**$P<0.01$ 非常显著性差异。

优碳营养技术研究数据 2：

在另一项基于大型慢病研究项目——"千人学术案例计划"*研究中获得的数据基础上，以其中 454 例为观察对象（其中男 182 例，女 272 例；平均年龄 46.57 岁）进行的专业分析统计得出以下结果（表 6-6）：

表 6-6　健康管理计划后患者一般资料和生化指标比较（$\bar{x} \pm s$）

项目	男（n = 182）		女（n = 272）	
	管理前	管理后	管理前	管理后
体质量（kg）	87.36 ± 18.65	76.96 ± 15.85**	74.06 ± 19.03	65.50 ± 14.11**
腰围（cm）	100.53 ± 16.18	89.99 ± 14.20**	103.93 ± 14.87	81.57 ± 13.06**
血压（mmHg）	90.0 ± 11.42 /	80.26 ± 7.23** /	91.37 ± 15.50 /	78.89 ± 7.37** /
	140.87 ± 17.03	123.97 ± 10.47**	148.11 ± 19.70	124.81 ± 10.24**
空腹血糖（mmol /L）	7.93 ± 3.22	5.84 ± 1.21**	8.35 ± 3.78	5.74 ± 1.16**
总胆固醇（mmol /L）	5.25 ± 1.18	4.54 ± 0.92**	5.28 ± 1.14	4.71 ± 1.02**
甘油三酯（mmol /L）	2.76 ± 1.43	1.36 ± 0.71**	2.40 ± 1.20	1.44 ± 0.76**
高密度脂蛋白（mmol /L）	1.12 ± 0.27	1.20 ± 0.38**	1.37 ± 0.75	1.29 ± 0.26*
低密度脂蛋白（mmol /L）	3.10 ± 0.92	2.68 ± 0.82**	3.04 ± 1.13	2.77 ± 0.83**
尿素氮（mmol /L）	5.25 ± 1.54	6.04 ± 2.07**	5.21 ± 1.72	5.34 ± 1.74
血肌酐（μmol /L）	79.13 ± 21.79	77.99 ± 17.91	63.73 ± 25.00	59.79 ± 12.52**
尿酸（μmol /L）	447.49 ± 100.48	366.90 ± 109.45**	337.6 ± 78.70	301.89 ± 75.18**
谷丙转氨酶（U/L）	39.08 ± 9.93	29.77 ± 14.44**	37.61 ± 9.88	29.09 ± 10.80**
谷草转氨酶（U/L）	29.01 ± 11.20	27.33 ± 10.87*	37.23 ± 11.74	27.20 ± 9.71**
谷丙转氨酶 / 谷草转氨酶	0.89 ± 0.49	0.98 ± 0.30**	1.25 ± 1.38	1.00 ± 1.51*

注：与管理前比较，*$P<0.05$，**$P<0.01$。

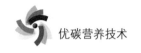
经优碳营养技术 42 天干预后，患者血压、体质量、腰围、空腹血糖、总胆固醇、甘油三酯、尿酸等指标均明显下降，和干预前相比具有明显差异。其中男士平均下降：体质量 10.40 kg，腰围 10.54 cm。女士平均下降：体质量 8.56 kg，腰围 22.36 cm。

*"千人学术计划"简介：

为了更好地探索并验证优碳营养技术有效性及安全性，"逯博士行为医学研究院"联合来自北京协和医学院和北京安贞医院的相关领域专家，借助来自全国多个省市的健康管理从业者们的力量，历时 3 年完成一个专业慢病学术研究项目："千人学术计划"。该研究项目采用真实场景对照研究的方法，共有全国十几个省、市、自治区 1234 名肥胖、"四高"慢病患者参与（均签署《知情协议书》），其中 664 人作为调理组，男性 365 人，女性 299 人，平均年龄 45.27±9.84 岁；其余 570 人作为对照组，男性 329 人，女性 241 人，平均年龄 45.47±9.29 岁。研究期间，调理组和对照组均未离开各自原有生活场景，调理组均采用优碳营养技术方案进行基于生活方式的健康干预，对照组各自保持原有生活方式及治疗手段，在相同时间段采集体检数据。

"千人学术计划"研究被评为陕西省科技成果并颁发证书，相应成果获得"延安市科学技术奖一等奖"，2022 年 6 月中国科技部下属中国国际科技促进会通过对此研究项目进行科技成果评价，最终认定，该项目技术达到国际先进水平。

"千人学术计划"研究目前已有多篇论文发表在国内外专业医学期刊上（详见书末附录）。

结论：通过表6-7我们可以看出，和低碳技术（平均干预时间6个月）相比，基于优碳营养技术的干预调理方案用于体质量管理，经过短短的42天（6周），不仅减重效果更明显（平均减重 10 kg），而且不分男女性别，腰围的减少都非常显著。这充分说明，较之低碳技术，优碳营养技术在减脂塑形层面的优化成果显著。

表 6–7　优碳营养技术与低碳技术在体质量、腰围管理领域的效果对比

类别	研究	干预时间	体质量变化（kg）	腰围变化（cm）	备注
低碳技术	研究 1	6 个月	−5.8	—	
	研究 2	2 年	−6.8	—	
	研究 3	24 周	−7.98	—	
	研究 4	1 个月	−5.01	—	
优碳营养技术	研究 1	6 周	−10.99	−11.22	男
			−7.01	−8.30	女
	研究 2	6 周	−10.40	−10.50	男
			−8.56	−22.40	女

注：—为未检测。

体质量管理和减肥是大众非常关注的话题，但值得再次强调的是，减肥的目标不是减去体质量，而是减去脂肪。在减去脂肪的同时，如果伴有大量的肌肉消耗，那么即使肥胖者体质量得到了控制，其身体也随之变得羸弱，这显然不是每一个想进行有效体质量管理的人的初衷和目的。每 kg 肌肉的日能量消耗 110 kcal，在减脂过程中如果伴随有肌肉的大量下降，势必引起基础代谢的下降，不利于减脂过程的可持续进行，而且减脂后也较容易反弹。所以，减肥重在减脂，这一点，非常重要！

自从精制的小麦、大米纳入人类食谱，并成为人类补充能量最为重要的方式，这种饮食结构的改变致使人类健康出现大幅度下滑，引发各种慢性病。优碳营养技术是在低碳技术基础上进行全面优化升级的一项技术，"青出于蓝而胜于蓝"，应用过程中，在每天补充适量充足优质蛋白和进行科学运动的基础上增加身体的蛋白量和肌肉量，蛋白质饱腹感增强可直接抑制食欲，减少饥饿感。这样不仅可以避免皮肤的松弛和下垂，加上体质量、腰围、身体脂肪率的全面下降，减少脂质合成代谢，增加脂质分解代谢，塑形效果明显，身体也越来越健康紧致且充满活力。身体多余脂肪的减少不仅有利于体形的塑造，还会有利于并促进身体其

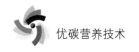

他方面的全面恢复。

2. 改善胰岛素抵抗

在前面章节里我们已经了解了什么是"胰岛素抵抗"。

在优碳营养技术探索并成形的前几年，我们已认识到，对于肥胖、"四高"等慢性代谢类疾病的突破点，就在于对患者自身胰岛素抵抗问题是否能够解决。为了更好地获得这方面相关技术支持和启发，我们在实践中参考查询了大量国内外的相关文献资料。结果发现，关于胰岛素抵抗可逆转的案例报道少之又少。既然"借鉴"这条捷径无法走通，我们就只能边摸索边前进，正所谓"实践出真知"，随着越来越多的人用这套基于生活方式改变的系统性健康管理方案进行干预调理，呈现出的结果让我们对优碳营养技术优越性的认识更加坚定不移。

优碳营养技术源于低碳技术，我们先来了解一下低碳技术在此方面的一些应用研究所呈现的结果是怎样的。为了搜集到更多权威的相关数据资料，我们查询了大量国内外相关文献，但到目前为止，能找到的关于低碳技术（包括生酮饮食）逆转胰岛素抵抗的相关文章非常少，而在运用低碳技术的减脂过程中，直接的"胰岛素抵抗指数"数据更是少之又少。下面，我们就通过找到的两篇在国内发表的论文中的研究数据来看一下低碳技术的应用效果是怎样的。

低碳技术研究数据 1：

选取某医院门诊就诊的 2 型糖尿病患者 32 例为研究对象。平均年龄（40.5±5.2）岁；超重/肥胖 15 例；合并高血压 18 例，脂肪肝 17 例，血脂异常 24 例，高尿酸血症 20 例；19 例正在口服降血糖药物。患者均签署知情同意书。

方法：本研究采用 30% 碳水化合物供能比的饮食模式作为干预手段，观察未使用胰岛素的 2 型糖尿病患者干预前后 6 个月内的血糖变化情况。

结果：共有 30 例 2 型糖尿病患者完成了 6 个月的低碳水化合物饮食干预。在干预 3 个月时，其空腹胰岛素（FINS）平均值由干预前的 13.05 mU/L 降低为 12.93 mU/L，降低 0.09%；糖化血红蛋白（HbA1c）平均值由干预前的 7.20% 降低为 6.75%，平均下降 0.45%，空腹血糖（FBG）下降 10%。第 6 个月时空腹胰岛素（FINS）水平不降反升（表 6-8）。

　　为了更合理地对比，我们采用第 3 个月的数据，用空腹血糖和空腹胰岛素数据，来间接计算一下低碳技术应用中的"胰岛素抵抗指数"。饮食干预 3 个月时，干预组平均 HbA1c 降低了 0.5%，空腹胰岛素（INS）降低 0.12，空腹血糖（FBG）降低 0.85 mmol/L，经计算其 HOMA-IR（胰岛素抵抗指数）平均值由干预前的 4.92 减到 4.39，降低了 0.53，降低的百分比是 10.8%。

表 6-8　饮食干预前和干预后 3、6 个月血糖与血脂指标比较（$\bar{x} \pm s$）

时间	例数	BMI （kg/m²）	INS （mU/L）	FBG （mmol/L）	PBG （mmol/L）	HbA1c （%）	TC （mmol/L）	TG （mmol/L）	HDL-C （mmol/L）	LDL-C （mmol/L）
干预前	32	26.03 ± 4.21	13.05 ± 4.37	8.49 ± 1.59	13.2 ± 4.34	7.20 ± 1.21	5.48 ± 0.78	2.06 ± 0.87	1.45 ± 0.3	3.51 ± 0.66
干预后 3 个月	32	23.93 ± 7.6[a]	12.93 ± 3.76	7.64 ± 1.41[a]	9.96 ± 1.89[a]	6.75 ± 1.09[a]	5.31 ± 0.76	1.88 ± 0.69[a]	1.42 ± 0.32	3.33 ± 0.67[a]
干预后 6 个月	32	23.36 ± 7.26[a]	13.33 ± 3.86	6.98 ± 1.17[ab]	8.82 ± 1.4[ab]	5.64 ± 2.42[ab]	5.24 ± 0.76	1.77 ± 0.6[ab]	1.42 ± 0.31	3.21 ± 0.69[a]
F 值		3.66	0.08	6.82	17.46	3.79	0.78	4.52	0.08	3.95
P 值		0.04	0.92	<0.01	<0.01	0.03	0.46	0.01	0.92	0.04

　　注：BMI= 体质量指数，INS= 空腹胰岛素，FBG= 空腹血糖，PBG= 餐后 2 h 血糖，HbA1c= 糖化血红蛋白，TC= 总胆固醇，TG= 甘油三酯，HDL-C= 高密度脂蛋白胆固醇，LDL-C= 低密度脂蛋白胆固醇；与干预前比较，ap<0.05；与干预后 3 个月比较，bp<0.05

低碳技术研究数据 2：

　　选取某医院营养科门诊预约减肥的超重及肥胖患者。共纳入患者 42 例，患者均获得知情同意。入选标准：BMI ≥ 24，年龄 18~59 岁。观察生酮饮食及限能平衡膳食干预对于成人超重及肥胖患者人体成分及生化指标的影响。

时间：持续干预 1 个月。

方法：随机分为生酮饮食及限能平衡饮食两组各 21 人，对入选者均进行生化检测肝肾功能、空腹血糖、空腹胰岛素及血脂常规。所有患者均进行 1 个月饮食干预。其中生酮饮食组：脂肪 70%~75%；碳水化合物 3%~5%；蛋白质 18%~25%。

结果：干预后，两组患者人体测量指标（体质量、BMI、肌肉、脂肪、体脂百分比、骨质）及相关生化指标（FINS、HOMA-IR、TG、TC）均显著下降，其中 HOMA-IR 平均值由 5.39 下降到 2.32，降低了 3.07，百分比降了 56.9%（表 6-9）。

表 6-9　Changes of body composition and biochemical parameters before and after intervention in two groups

Indexes	Calorie restrict diet		P	Ketogenic diet		P
	Baseline	1 month		Baseline	1 month	
Weight (kg)	78.42 ± 15.17	75.04 ± 15.60	0.000	79.95 ± 18.12	74.94 ± 16.86	0.000
BMI	29.03 ± 3.75	27.91 ± 3.84	0.000	29.65 ± 6.25	27.83 ± 5.95	0.000
Fat mass (kg)	26.40 ± 5.49	24.78 ± 5.61	0.000	26.83 ± 11.17	23.59 ± 10.74	0.000
Body fat (%)	33.80 ± 4.11	32.92 ± 4.27	0.000	33.00 ± 6.85	30.76 ± 7.21	0.000
Muscle mass (kg)	48.60 ± 11.47	47.93 ± 11.35	0.002	49.69 ± 10.05	48.01 ± 9.01	0.000
Bone mineral content (kg)	3.58 ± 0.92	3.48 ± 0.89	0.001	3.41 ± 0.56	3.33 ± 0.52	0.000
FBG (mmol/L)	4.55（4.35,5.15）	4.34（3.74,4.45）	0.137	4.60（4.38,5.13）	4.56（4.42,5.75）	0.186
FINS (pmol/L)	184.57 ± 79.74	86.88 ± 39.74	0.000	173.9 ± 79.34	80.14 ± 34.51	0.000
HOMA-IR	5.74 ± 2.75	2.50 ± 1.14	0.000	5.39 ± 2.60	2.32 ± 1.02	0.000
LDL (mmol/L)	2.55 ± 0.55	2.42 ± 0.57	0.164	2.57 ± 0.61	2.27 ± 0.52	0.026
HDL(mmol/L)	1.18 ± 0.21	1.48 ± 0.24	0.001	1.21 ± 0.29	1.46 ± 0.29	0.010
TG (mmol/L)	1.66 ± 0.54	1.19 ± 0.24	0.002	1.61 ± 0.68	1.13 ± 0.25	0.004
TC (mmol/L)	4.48（4.20,4.73）	4.04（3.54,4.25）	0.000	4.50（4.20,4.85）	4.01（3.66,4.34）	0.000

低碳技术研究数据 3：

本研究的目的是评估一种新的护理模式是否能够安全地降低 2 型糖尿病（T2DM）患者 1 年后的糖化血红蛋白（HbA1c）、体质量、HOMA-IR、血脂和药物使用量，该模式的饮食中碳水化合物摄入非常低，并由医生持续监督。其中 262 名 T2DM 患者自愿参与这项持续护理干预（CCI）指导，87 名 T2DM 患者作为对照组从其医疗提供者那里接受常规护理（UC）。

时间：1 年

方法：纳入研究的所有个体参与者均获得了知情同意。研究人员为 CCI 参与者提供了个性化的营养建议，参与者膳食中的总碳水化合物限制在每天 30 g 以内，使他们能够实现和维持营养性酮症状态。每日蛋白质摄入量的目标水平是 1.5 g/kg 并根据需要进行调整，同时建议参与者摄入足够的必须脂肪酸。

结果：1 年后，参与 CCI 的患者其糖化血红蛋白（HbA1c）平均从 7.6% 降至 6.3%，其空腹胰岛素水平显著下降（-43%），胰岛素抵抗指数（HOMA-IR）降低了 6.13（-55%），体质量减轻 12%，并减少糖尿病药物的使用。

* **HOMA-IR（胰岛素抵抗指数）**：空腹血糖水平（FPG, mmol/L）× 空腹胰岛素水平（FINS, mU/L）/ 22.5，得出的数值称为"胰岛素抵抗指数（HOMA-IR）"。正常胰岛素抵抗指数数值小于 2.69，通过胰岛素抵抗指数数值可以简单判断是否存在胰岛素抵抗情况。

* **空腹胰岛素（FINS）**：FINS 是指在进食 8~12 个小时之后，血浆当中胰岛素的水平，和空腹血糖基本上是一个道理，是血液当中用来测定与评价胰腺 β 细胞功能的指标，反映人正常胰岛素基础分泌水平。检测时一般同时查血清 C 肽的水平，C 肽同为胰腺 β 细胞分泌，但其水平不受外源性胰岛素影响。

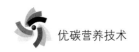

* 糖化血红蛋白（HbA1c）: HbA1c 是红细胞中的血红蛋白与血清中的糖类相结合的产物。其含量的多少只取决于血糖浓度以及血糖与血红蛋白接触时间，因此，HbA1c 可有效地反映糖尿病患者过去 1~2 个月内血糖控制的情况，是衡量血糖控制的金标准，也是诊断和管理糖尿病的重要手段。

近两年，在优碳营养技术的实际应用中，通过一个个的案例数据，我们从中看到胰岛素抵抗逆转改善的普遍性，为了更好地来确定这一点，并通过足量的样本案例得出更加科学、权威的数据支持，我们联合延安大学附属医院，做了一项关于优碳营养技术对 2 型糖尿病患者影响的研究：

优碳营养技术研究数据 1：

2017 年 3—8 月，选取在延安大学附属医院就诊的 132 例 2 型糖尿病患者为研究对象。根据患者意愿分为干预组和对照组，各 66 例。该研究已获得陕西省疾病预防控制中心伦理审查委员会批准，研究对象均签署知情同意书。

时间：42 天

结果：干预后，应用优碳营养技术的干预组其 FPG、FINS、HOMA-IR、HbA1c 较干预前下降，和干预前相比具有明显差异（表 6-10）。

其中 HOMA-IR（胰岛素抵抗指数）平均数值由干预前的 16.25 减到 8.30，降低了 7.95，百分比降低了 48.9%（表 6-10）。

表 6-10　两组患者干预前后糖代谢指标比较（$\bar{x} + s$）

组别	时间	例数	FPG（mU/L）	FINS（mmol/L）	HOMA-IR	HbA1c（%）
干预组	干预前	66	9.25 ± 3.12	39.12 ± 55.92	16.25 ± 23.34	10.11 ± 14.10
	干预后	66	7.46 ± 2.69	26.03 ± 17.39	8.30 ± 9.08	7.20 ± 4.64
t 值			5.41	2.56	3.58	2.38
P 值			<0.05	<0.05	<0.05	<0.05

续表

组别	时间	例数	FPG（mU/L）	FINS（mmol/L）	HOMA-IR	HbA1c（%）
对照组	干预前	66	8.55±3.54	26.95±29.52	8.46±8.09a	8.67±11.05
	干预后	66	8.20±3.32	33.79±49.31	10.86±14.96	8.73±12.09
t 值			1.45	−1.60	−1.93	−0.28
P 值			0.15	0.12	0.06	0.78

注：与干预组基线比较，aP<0.05；FPG=空腹血糖；HbA1c=糖化血红蛋白；FINS=空腹胰岛素；HOMA-IR=稳态模型胰岛素抵抗指数。

优碳营养技术研究数据 2：

另据"千人学术案例计划"数据的初步统计发现：干预组 691 人干预之前胰岛素抵抗指数 HOMA-IR 高于正常值的有 413 人，经干预后，其中 320 人胰岛素抵抗指数恢复正常，好转率 77.48%。其中胰岛素抵抗指数平均数值由干预前的 10.37 减到 4.95，降低了 5.42，百分比降了 52.2%。

结论：通过表 6-11 我们可以看出，和传统的低碳技术（研究 1）相比，基于优碳营养技术的干预调理方案在 6 周内，对胰岛素抵抗的改善程度更加明显，其胰岛素抵抗指数平均值较干预前下降了 50% 左右，显著高于应用低碳技术干预（3 个月）的 10.8%，且血糖相关指标变化也更加明显。

表 6-11 优碳营养技术与低碳技术在逆转胰岛素抵抗方面的效果统计

类别	研究	干预时间	胰岛素抵抗指数
低碳技术	研究 1	3 个月	−0.53（−10.8%）
	研究 2	1 个月	−3.07（−56.9%）
	研究 3	12 个月	−6.13（−55.0%）
优碳营养技术	研究 1	6 周	−7.95（−48.9%）
	研究 2	6 周	−5.42（−52.2%）

虽然低碳技术研究 2、3 中胰岛素抵抗指数下降的百分比（−56.9%，−55.0%）比优碳营养技术多一些（−48.9%，−52.2%），但优碳营养技术研

究中干预前的胰岛素抵抗指数平均值更高（16.25，10.37），并且干预后胰岛素抵抗指数平均值下降的更多。另外，低碳技术研究 3 的干预时间长达 1 年，远高于优碳营养技术 6 周的干预时间。

另外，在优碳营养技术研究中，干预后的数据采集是在干预结束后第 16 天进行的，而优碳营养技术的干预时间为 42 天，其中前 28 天为"强化调理期"，从第 29 天开始，饮食中开始增加碳水化合物的量，慢慢过渡到第 42 天时基本恢复到正常饮食结构，干预结束后饮食结构恢复正常，只是强调多运动，以粗粮为主，这样也更符合"真实生活场景"，此时采集的身体数据也能更好地说明干预效果的持久性。而低碳技术（研究 2）中其相关数据为干预期间采集，这时的数据只能说明低碳技术干预期间的效果是怎样的，不能说明干预结束后会是怎样。

由以上内容可以看到，即使优碳营养技术研究的参与者其胰岛素抵抗程度更为严重，但优碳营养技术方案在更短的时间内对胰岛素抵抗的绝对改善更为明显。这些数据表明，优碳营养技术通过对低碳技术的全面优化，在持续逆转和改善胰岛素抵抗方面的效果更为优异。

就像我们在此书中多次强调的，只有真正逆转"胰岛素抵抗"，才能彻底解决肥胖问题。这些数据再次充分表明了，较之低碳技术，经过优化、蜕变的优碳营养技术在逆转胰岛素抵抗，从根源层面解决肥胖的成果更加显著。

由于人体在代谢过程中，碳水化合物是糖的主要来源，当限制碳水化合物的摄入后，可降低胰岛素水平及餐后高血糖，从而改善胰岛素的敏感性。胰岛素抵抗通俗地讲就是身体组织对胰岛素的敏感性降低，为了让血糖恢复到正常范围，身体会代偿性地过量分泌胰岛素，导致"高胰岛素血症"的出现。

目前主流医学对以"糖尿病"为主的胰岛素抵抗综合征的治疗方法有多种，包括饮食干预、运动锻炼以及药物治疗等，不论是口服降糖药，还是使用胰岛素，或是联合用药，其治疗的指导思想均为通过药物来刺激胰腺胰岛细胞分泌胰岛素，减少肝脏葡萄糖的输出，改善外周胰岛素的敏感性，抑制血糖吸收，或直接补充外源性胰岛素来维系血糖水平。但鲜有药物治疗或者解决方案是从恢复 2 型糖尿病患者受损胰腺胰岛功能、逆转"胰岛素抵抗"着手。根据拉马克的"用进废退"学说，长期胰岛素的注射将最终导致 2 型糖尿病患者受损的胰腺因长期不发挥作用而丧失功能。

优碳营养技术在低碳技术的基础上进行全面优化，通过优化的饮食和营养补充让身体安全快速地启动"燃脂"供能模式。减少的碳水化合物主食部分用增加蛋白质摄入量来代替，增加的蛋白质以鱼类、禽类、豆制品等为主，通过减少碳水化合物的摄入来减少葡萄糖代谢系统负荷。此外，蛋白质还能提供丰富的营养，可以解决 2 型糖尿病患者由于长期蛋白质摄入不足而导致的能量营养不足，乃至脏器衰竭的问题。通过减少碳水化合物的摄入，而改由酮体供给能量，胰腺也就不必过多分泌胰岛素，胰腺负担减轻，让受损的胰腺得到"休养生息"。经过 42 天的调理后，胰腺的功能重新得到恢复，这完全不同于胰岛素替代疗法，而是真正地恢复胰腺"本能"。

在优碳营养技术中，我们提倡每天两次、每次至少 15 分钟的温和有氧运动。合理的运动不仅能降低血糖，改善肥胖和胰岛素抵抗性，治疗、预防代谢综合征，而且能调节机体的整体机能，提高生活质量。运动持续时，肝脏和肌肉内的储存糖原分解成葡萄糖，为运动提供能量而不断消耗，血糖逐渐下降，高血糖状态得以缓解。而长期且适当的运动能增强脂肪细胞中酶的活性，加速脂肪的分解，促进多余脂肪消耗，控制体质量。由此"变废为宝"，把之前长久不良生活方式累积而成的皮下脂肪、内脏脂肪清理掉，为身体提供更加高效的能量供应，血糖及胰岛素水平会大幅改善。充足的能量和营养"原材料"供给会极大地促进身体"自愈本能"的快速恢复，本能恢复得越好，身体自愈就越快。身体整体上会更好地恢复，胰岛素抵抗状态的缓解也是自然而然的事情。

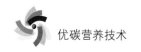

3. 改善"四高"

目前慢性代谢类疾病及相关疾病不仅是中国，而且是全世界面临的最大挑战，是人类的"第一杀手"。之所以被称为"杀手"，是因为慢性代谢类疾病往往会转化成中风和心脏病，统称为心脑血管疾病，而心脑血管疾病已占中国居民疾病死亡构成的40%以上。《中国心脑血管病报告2017》显示，全国约有心脑血管病病人2.9亿，即平均每5个成年人就有1个患有心脑血管疾病。

慢性代谢类疾病中最常见或者说其前身就是肥胖和"四高"，虽然称呼不同，表现出的症状也不一样，但它们之间确有密切的相互联系，因为，它们同属于"代谢综合征"（MetS）。MetS是多种代谢紊乱集于一身，目前医学界公认其至少包括以下七个"高"：高体质量（包括超重或者肥胖）、高血糖、高血压、高血脂或血脂异常症、高血凝、高尿酸血症以及高胰岛素血症或者胰岛素抵抗等。如果一个人具有上面说的七个"高"中的三个，比如肥胖者同时有高血压和血脂异常症，那他就算是有代谢综合征了。医学界现已公认，代谢综合征是包括心脑血管病、高血压、糖尿病、痛风等多种现代疾病的共同病因。"代谢综合征"的发生机制至今尚不十分清楚。但目前认为，胰岛素抵抗是"代谢综合征"的中心环节。也就是说，"胰岛素抵抗"是肥胖、"四高"等代谢类疾病的共同病理因素。近几十年来，低碳水饮食已经被很多研究证明，是一种行之有效的减重方式。这些研究表明，获得科学指导的低碳水饮食可以很好地改善代谢综合征患者的健康状况。

优碳营养技术源于低碳技术，在上一节中我们阐述了优碳营养技术对于逆转胰岛素抵抗的有效性，那在由胰岛素抵抗而引起代谢综合征，如"四高"方面，它是否会有更出众的表现呢？下面我们通过两篇基于优碳营养技术方案进行干预研究的论文中的相关数据来一一呈现。

（1）高血糖

糖尿病是一种慢性病，除了本身高血糖很危险，还会引起各种严重的并发症，很多糖尿病患者到后期都会面临失明、糖尿病足、肾衰竭、心脏病突发等风险。

对很多生活方式不健康的人来说，身体一旦发生"胰岛素抵抗"，正常量的胰岛素就起不到降血糖的作用，胰腺 β 细胞只能分泌更多的胰岛素，血液中的过多胰岛素反过来会进一步增加胰岛素抵抗，形成恶性循环，于是葡萄糖会滞留在血液中，形成高血糖并最终发展为 2 型糖尿病。若不加以控制，β 细胞也会衰竭，最终患者只能依靠注射胰岛素。而注射胰岛素只能暂时降低血糖，并且会继续加重胰岛素抵抗，最终只能不断增大注射量，直至注射再多也不起作用，而且这个过程各种并发症也不可避免地出现，后果越来越糟糕。

前面我们讲了优碳营养技术在体质量管理、逆转胰岛素抵抗两个领域中与低碳技术的应用效果比较，接下来我们来看一下两者各自在血糖管理领域的应用情况是怎样的。

先来看一下低碳技术的应用情况，目前国内外应用低碳技术用于血糖管理领域的研究报道越来越多，下面我们可以通过几篇在权威杂志上发表的研究数据看一下其应用效果。

低碳技术研究数据 1：

一项研究对于病程 >1 年的 2 型糖尿病患者，分别给予低碳水饮食 <20 g/ 日碳水化合物（不限制能量摄入），干预 24 周，结果显示：低碳水饮食组 HbA1c 值平均降低了 1.5%。

低碳技术研究数据 2：

内容：一项荟萃分析（Meta）[*] 研究显示，95 例肥胖 2 型糖尿病患者（BMI 34.4±42，年龄 58±7 岁），随机分为低碳水饮食组（LCD 组）

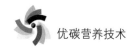

和高碳水饮食组，结合运动。

时间：干预 24 周

结果：低碳水饮食组 HbA1c 值平均降低了 2.62%。

低碳技术研究数据 3：

近年来，我国的一项 Meta 分析：对 734 名经低碳水饮食干预的 2 型糖尿病患者进行为期 3~24 个月不同时间的跟踪随访，结果显示：低碳水饮食患者的 HbA1c 值平均降低了 0.63%。

* 荟萃分析（Meta）：

为一种对不同研究结果进行收集、合并及统计分析的方法，这种方法逐渐发展成为一门新兴学科——"循证医学"的主要内容和研究手段，荟萃分析的主要目的是将以往的研究结果更为客观地综合反映出来。

低碳技术研究数据 4：

国内一项以门诊就诊的 2 型糖尿病患者 32 例为研究对象，研究 30% 低碳水饮食治疗 2 型糖尿病的效果。

时间：干预 3 个月

结果：干预后，其空腹胰岛素（FINS）* 平均值由干预前的 13.05 mU/L 降低为 12.93 mU/L，降低 0.09%；糖化血红蛋白（HbA1c）* 平均值由干预前的 7.20% 降低为 6.75%，平均减少 0.45%，空腹血糖（FPG）减少 10%（表 6-12）。

表 6-12　饮食干预前和干预后 3、6 个月血糖与血脂指标比较（$\bar{x} \pm s$）

时间	列数	BMI（kg/m²）	INS（mU/L）	FBG（mmol/L）	PBG（mmol/L）	HbA1c（%）	TC（mmol/L）	TG（mmol/L）	HDL-C（mmol/L）	LDL-C（mmol/L）
干预前	32	26.03 ± 4.21	13.05 ± 4.37	8.49 ± 1.59	13.2 ± 4.34	7.20 ± 1.21	5.48 ± 0.78	2.06 ± 0.87	1.45 ± 0.3	3.51 ± 0.66
干预后 3 个月	32	23.93 ± 7.6ᵃ	12.93 ± 3.76	7.64 ± 1.41ᵃ	9.96 ± 1.89ᵃ	6.75 ± 1.09ᵃ	5.31 ± 0.76	1.88 ± 0.69ᵃ	1.42 ± 0.32	3.33 ± 0.67ᵃ

续表

时间	列数	BMI (kg/m²)	INS (mU/L)	FBG (mmol/L)	PBG (mmol/L)	HbA1c (%)	TC (mmol/L)	TG (mmol/L)	HDL-C (mmol/L)	LDL-C (mmol/L)
干预后 6个月	32	23.36 ± 7.26ᵃ	13.33 ± 3.86	6.98 ± 1.17ᵃᵇ	8.82 ± 1.4ᵃᵇ	5.64 ± 2.42ᵃᵇ	5.24 ± 0.76	1.77 ± 0.6ᵃᵇ	1.42 ± 0.31	3.21 ± 0.69ᵃ
F 值		3.66	0.08	6.82	17.46	3.79	0.78	4.52	0.08	3.95
P 值		0.04	0.92	<0.01	<0.01	0.03	0.46	0.01	0.92	0.04

注：BMI= 体质量指数，INS= 空腹胰岛素，FPG= 空腹血糖，PBG= 餐后 2 h 血糖，HbA1c= 糖化血红蛋白，TC= 总胆固醇，TG= 甘油三酯，HDL-C= 高密度脂蛋白胆固醇，LDL-C= 低密度脂蛋白胆固醇；与干预前比较，a$P<0.05$；与干预后 3 个月比较，b$P<0.05$。

优碳营养技术研究数据 1：

在一项为期 42 天，纳入 119 例高血糖患者，基于优碳营养技术结合运动对"四高"人群的影响研究中发现其平均空腹血糖（FPG）指标改善如下：

男士组 干预前为 7.93 mmol/L，干预后为 5.84 mmol/L，下降 26.3%；

女士组 干预前为 8.35 mmol/L，干预后为 5.74 mmol/L，下降 31.2%；

两组空腹血糖指标干预后平均数值都恢复到正常范围。119 人中有 96 人空腹血糖指标恢复正常，基于优碳营养技术的干预方案对于高血糖的管理效率达到了 80.67%（见表 6-13）。

表 6-13 健康管理计划后患者一般资料和生化指标比较（$\bar{x} \pm s$）

项目	男 (n = 182)		女 (n = 272)	
	管理前	管理后	管理前	管理后
体质量 (kg)	87.36 ± 18.65	76.96 ± 15.85**	74.06 ± 19.03	65.50 ± 14.11**
腰围 (cm)	100.53 ± 16.18	89.99 ± 14.20**	103.93 ± 14.87	81.57 ± 13.06**
血压 (mmHg)	90.0 ± 11.42 /	80.26 ± 7.23**/	91.37 ± 15.50 /	78.89 ± 7.37**/
	140.87 ± 17.03	123.97 ± 10.47**	148.11 ± 19.70	124.81 ± 10.24**
空腹血糖 (mmol /L)	7.93 ± 3.22	5.84 ± 1.21**	8.35 ± 3.78	5.74 ± 1.16**
总胆固醇 (mmol /L)	5.25 ± 1.18	4.54 ± 0.92**	5.28 ± 1.14	4.71 ± 1.02**
甘油三酯 (mmol /L)	2.76 ± 1.43	1.36 ± 0.71**	2.40 ± 1.20	1.44 ± 0.76**
高密度脂蛋白 (mmol /L)	1.12 ± 0.27	1.20 ± 0.38**	1.37 ± 0.75	1.29 ± 0.26*

续表

项目	男 (n = 182)		女 (n = 272)	
	管理前	管理后	管理前	管理后
低密度脂蛋白 (mmol /L)	3.10 ± 0.92	2.68 ± 0.82**	3.04 ± 1.13	2.77 ± 0.83**
尿素氮 (mmol /L)	5.25 ± 1.54	6.04 ± 2.07**	5.21 ± 1.72	5.34 ± 1.74
血肌酐 (μmol /L)	79.13 ± 21.79	77.99 ± 17.91	63.73 ± 25.00	59.79 ± 12.52**
尿酸 (μmol /L)	447.49 ± 100.48	366.90 ± 109.45**	337.6 ± 78.70	301.89 ± 75.18**
谷丙转氨酶 (U/L)	39.08 ± 9.93	29.77 ± 14.44**	37.61 ± 9.88	29.09 ± 10.80**
谷草转氨酶 (U/L)	29.01 ± 11.20	27.33 ± 10.87*	37.23 ± 11.74	27.20 ± 9.71**
谷丙转氨酶 / 谷草转氨酶	0.89 ± 0.49	0.98 ± 0.30**	1.25 ± 1.38	1.00 ± 1.51*

注：与管理前比较，*$P<0.05$，**$P<0.01$。

优碳营养技术研究数据 2：

在另一项纳入 66 例 2 型糖尿病患者，探讨优碳营养技术主导的生活方式管理对 2 型糖尿病患者的影响的研究中，经 42 天干预后，其空腹胰岛素（FINS）* 平均值由干预前的 39.12 mU/L 降低为 26.03 mU/L，降低 33.46％；糖化血红蛋白（HbA1c）* 平均值由干预前的 10.11％ 降低为 7.20％，平均下降 2.91％（表 6-14）。

表 6-14　两组患者干预前后糖代谢指标比较（ $\bar{x} \pm s$ ）

组别	时间	例数	FPG (mU/L)	FINS (mmol/L)	HOMA-IR	HbA1c (%)
干预组	干预前	66	9.25 ± 3.12	39.12 ± 55.92	16.25 ± 23.34	10.11 ± 14.10
	干预后	66	7.46 ± 2.69	26.03 ± 17.39	8.30 ± 9.08	7.20 ± 4.64
t 值			5.41	2.56	3.58	2.38
P 值			<0.05	<0.05	<0.05	<0.05
对照组	干预前	66	8.55 ± 3.54	26.95 ± 29.52	8.46 ± 8.09a	8.67 ± 11.05
	干预后	66	8.20 ± 3.32	33.79 ± 49.31	10.86 ± 14.96	8.73 ± 12.09
t 值			1.45	−1.60	−1.93	−0.28
P 值			0.15	0.12	0.06	0.78

注：与干预组基线比较，$^{a}P<0.05$；FPG= 空腹血糖；HbA1c= 糖化血红蛋白；FINS= 空腹胰岛素；HOMA-IR= 稳态模型胰岛素抵抗指数。

结论：由表 6-15 可以看出，优碳营养技术干预方案和低碳技术相比较，在更短的时间内其糖化血红蛋白（HbA1c）值下降更明显，和干预前相比具有明显差异。也就是说，基于优碳营养技术的生活方式干预方案，通过对低碳技术的全面优化、升级后，在6周内，与传统的低碳技术干预（平均3个月）相比较，在改善糖尿病患者的空腹血糖（FPG）、糖化血红蛋白（HbA1C）等血糖指标方面的效果更为显著。

表6-15　优碳营养技术与低碳技术在血糖管理领域的效果统计

类别	研究	干预时间	糖化血红蛋白（HbA1c）	空腹血糖	备注
低碳技术	研究1	24周	−1.5%	—	—
	研究2	24周	−2.62%	—	—
	研究3	12周	−0.63%	—	—
	研究4	12周	−0.45%	−10%	—
优碳营养技术	研究1	6周	—	−26.3%	男
			—	−31.2%	女
	研究2	6周	−2.91%（−28.7%）		

研究证明，糖化血红蛋白值与糖尿病并发症是紧密相关的。值越高，持续时间越长，得并发症概率越高。把这个值从9%降到7%，就可以降低50%~70%糖尿病微血管病变的概率。

从食物的吸收形式看，碳水化合物在肠道内主要以葡萄糖的形式吸收，而血糖水平的升高主要取决于肠道吸收葡萄糖的速度和量。优碳营养技术短期方案干预期间科学地减少碳水摄入，减少葡萄糖生成的量，身体能量模式转换成主要以脂肪供能的状态，因此，优碳营养技术有利于维持血糖的稳定。

我们一直强调，很多人的糖尿病，不是因为"糖"吃多了，而是精米精面等细粮吃多了。所以如果要远离糖尿病及其并发症，少吃或不吃精制米面糖，而适当摄入健康的脂肪、蛋白质及低GI食物，不会让血糖大起大落，胰岛素也不用超负荷工作，从而减少胰岛素分泌，身体能耗方式也会由"燃糖模式"转变到"燃脂模式"，随着身体多余脂肪，特别是腹部脂肪的减少，自然就会缓解甚至逆转胰岛素抵抗的问

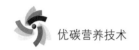

题，糖尿病就会从根源上被控制住了。

（2）高血压

"高血压"被称为"无形杀手"。因为有些人可能有高血压多年，却没有任何主观症状。但即使多年无症状，血压长期升高会导致心脏压力增加，动脉受损，从而会造成更严重和致命的情况，如中风脑梗、心脑血管破裂、肾衰竭等危及生命的疾病。

我们都知道，肥胖是高血压的危险因素，弗雷明汉心脏研究的风险评估表明，78%的男性和65%的女性原发性高血压，都主要是由肥胖引起的。原因是体质量越重，身体组织就需要越多的血提供氧气和营养素，而血流量大会对血管壁造成较大的压力。当然，造成高血压的因素还有很多，包括遗传因素、高钠盐摄入、某些营养素缺乏（如叶酸、维生素 B 族 /C/D）、运动不足、衰老、酗酒吸烟、中枢神经系统紊乱等等，高血糖与高胰岛素血症也是诱因之一。高碳水摄入造成高胰岛素血症，激活交感神经刺激，促使血管紧张素 * 功能亢进，引起一系列反应，最终加剧高血压。

流行病学调查显示，50%的高血压患者存在着胰岛素抵抗或高胰岛素血症，而当高血压同时合并高血糖、2 型糖尿病或血脂异常时，胰岛素抵抗的发生率高达 95.2%。

* 血管紧张素：

血管紧张素是一类具有极强的缩血管和刺激肾上腺皮质分泌等作用的物质，参与血压及体液的调节。

另外，高血压多数原因为体内水钠潴留，血容量过大，因此利尿是最简单直接的降压方法。低碳水饮食过程中的生酮作用出现酮尿，尿酮增加会产生渗透性利尿，减少血容量。

不断发表的研究表明，低碳水饮食不仅可以在肥胖和糖尿病管理领域发挥作用，在降压方面也同样如此：

低碳技术研究数据 1：

2010 年 1 月发表的一项随机饮食控制实验，为期 48 周，参与者共 146 人，平均年龄 52 岁，都属于临床上认为的肥胖人群（BMI 为 39.3，正常值为 18.5~24）。

结果：低碳水组的收缩压平均降低 5.9 mmHg，舒张压平均降低 4.5 mmHg。

低碳技术研究数据 2：

在一项比较极低碳水饮食与其他饮食对血糖控制和心血管疾病（CVD）的影响的研究中，共有肥胖的成年人 115 人（平均 BMI 34.4 kg/m²，平均年龄 58 岁）参加。

时间：24 周

结果：低碳水饮食组平均收缩压下降了 9.8 mmHg，平均舒张压降低了 7.3 mmHg。

优碳营养技术是低碳技术的升级版，接下来我们通过一组数据看一下基于优碳营养技术的健康管理方案在高血压方面的干预效果：

优碳营养技术学术研究数据：

在一项为期 42 天，纳入 159 例高血压患者，基于优碳营养技术结合运动对"四高"人群的影响研究中发现其平均血压指标改善如下：

男士组 收缩压平均下降 16.9mm Hg，舒张压平均下降 10.64mm Hg；

女士组 收缩压平均下降 23.3 mmHg，舒张压平均下降 12.48 mmHg；

两组血压指标干预后平均数值都恢复到正常范围。159 人中有 133 人血压指标恢复正常，对高血压的管理效率达到了 83.65%（表 6-16）。

表 6–16　健康管理计划后患者一般资料和生化指标比较（x̄ ± s）

项目	男（n = 182）		女（n = 272）	
	管理前	管理后	管理前	管理后
体质量 (kg)	87.36 ± 18.65	76.96 ± 15.85**	74.06 ± 19.03	65.50 ± 14.11**
腰围 (cm)	100.53 ± 16.18	89.99 ± 14.20**	103.93 ± 14.87	81.57 ± 13.06**
血压 (mmHg)	90.0 ± 11.42 / 140.87 ± 17.03	80.26 ± 7.23** / 123.97 ± 10.47**	91.37 ± 15.50 / 148.11 ± 19.70	78.89 ± 7.37** / 124.81 ± 10.24**
空腹血糖 (mmol /L)	7.93 ± 3.22	5.84 ± 1.21**	8.35 ± 3.78	5.74 ± 1.16**
总胆固醇 (mmol /L)	5.25 ± 1.18	4.54 ± 0.92**	5.28 ± 1.14	4.71 ± 1.02**
甘油三酯 (mmol /L)	2.76 ± 1.43	1.36 ± 0.71**	2.40 ± 1.20	1.44 ± 0.76**
高密度脂蛋白 (mmol /L)	1.12 ± 0.27	1.20 ± 0.38**	1.37 ± 0.75	1.29 ± 0.26*
低密度脂蛋白 (mmol /L)	3.10 ± 0.92	2.68 ± 0.82**	3.04 ± 1.13	2.77 ± 0.83**
尿素氮 (mmol /L)	5.25 ± 1.54	6.04 ± 2.07**	5.21 ± 1.72	5.34 ± 1.74
血肌酐 (μ mol /L)	79.13 ± 21.79	77.99 ± 17.91	63.73 ± 25.00	59.79 ± 12.52**
尿酸 (μ mol /L)	447.49 ± 100.48	366.90 ± 109.45**	337.6 ± 78.70	301.89 ± 75.18**
谷丙转氨酶 (U/L)	39.08 ± 9.93	29.77 ± 14.44**	37.61 ± 9.88	29.09 ± 10.80**
谷草转氨酶 (U/L)	29.01 ± 11.20	27.33 ± 10.87*	37.23 ± 11.74	27.20 ± 9.71**
谷丙转氨酶 / 谷草转氨酶	0.89 ± 0.49	0.98 ± 0.30**	1.25 ± 1.38	1.00 ± 1.51*

注：与管理前比较，*P<0.05，**P<0.01。

结论：通过表 6-17 我们可以看出，和低碳技术相比（平均干预 36 周），基于优碳营养技术的干预调理方案在 6 周内，对高血压的改善程度更加明显，优碳营养技术在低碳技术基础之上，通过饮食、营养、运动等方面，在合理优化饮食结构的基础上，通过强化营养的补充，增加镁、钾等有助于控制血压的微量元素摄入，全面优化身体"燃脂"代谢过程，有效减少身体多余脂肪，降低心脏负担，缓解胰岛素抵抗，减轻身体负担，这样身体"自愈本能"就会恢复，血压也会因此有极大的改善乃至完全恢复正常。

表 6–17　优碳营养技术与低碳技术在血压管理领域的效果统计

类别	研究	干预时间	收缩压	舒张压	备注
低碳技术	研究 1	48 周	−5.9 mmHg	−4.5 mmHg	−
	研究 2	24 周	−9.8 mmHg	−7.3 mmHg	−

续表

类别	研究	干预时间	收缩压	舒张压	备注
优碳营养技术	研究	42天	–16.9 mmHg	–10.64 mmHg	男
			–23.3 mmHg	–12.48 mmHg	女

高血压是代谢综合征的一种，是身体对以往不良生活方式的警告。它跟我们熟悉的胰岛素抵抗也有着千丝万缕的联系。所以恢复高血压的关键，依然是缓解胰岛素抵抗，改善代谢综合征，而这也是优碳营养技术应用中的核心部分。

（3）高血脂

血浆中所含脂类统称为血脂，一般说来，血脂中的主要成分是甘油三酯（TG）和总胆固醇（TC）。由于血浆胆固醇和甘油三酯水平的升高与动脉粥样硬化的发生有关，因此这两项成为血脂检查分析的重点项目。甘油三酯（TG）就是我们常说的油或者脂肪。正常情况下，血浆中的甘油三酯保持着动态平衡。甘油三酯的主要功能是供给与储存能源，还可固定和保护内脏。

高TG值与胰岛素抵抗、身体炎症、动脉硬化都有着密切的联系。血清甘油三酯测定是血脂检查的常规项目。总胆固醇（TC）是指血液中所有脂蛋白所含胆固醇之总和。肝脏是其合成和贮存的主要器官。胆固醇是合成肾上腺皮质激素、性激素、胆汁酸及维生素D等生理活性物质的重要原料，也是构成细胞膜的主要成分。

由于脂肪不溶于水，必须与载脂蛋白结合形成脂蛋白，才能进入淋巴和血液循环，并被运输至身体各个部位进行代谢利用。脂蛋白是血脂在血液中存在、转运及代谢的形式。脂蛋白根据密度大小大体可分为：乳糜微粒（CM）、极低密度脂蛋白（VLDL）、低密度脂蛋白（LDL）和高密度脂蛋白（HDL）。其中和我们健康息息相关的主要是低密度脂蛋白（LDL）和高密度脂蛋白（HDL）。

高血脂一般是指总胆固醇高、甘油三酯高、低密度脂蛋白胆固醇高、

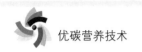

高密度脂蛋白胆固醇低，这四项指标异常不必然同时存在，但只要有一项指标异常，那就是高血脂。

正常值参考范围：

总胆固醇：2.8~5.17 mmol/L

甘油三酯：0.56~1.7 mmol/L

高密度脂蛋白：男性，0.96~1.15 mmol/L；女性，0.90~1.55 mmol/L

低密度脂蛋白：0~3.1 mmol/L

接下来我们通过几组数据，看一下低碳技术在高血脂领域的效果研究是怎样的。

低碳技术研究数据 1：

国内一项应用低碳水化合物饮食治疗 2 型糖尿病的研究中，选取某医院就诊的 2 型糖尿病患者 32 例为研究对象。平均年龄 40.5 岁，血脂异常 24 例。

方法：给予 30% 低碳水化合物的饮食模式干预，在干预前和干预后 3、6 个月监测患者的相关指标。

时间：持续 6 个月

结果：与干预前相比，经过 6 个月的干预，甘油三酯（TG）水平下降 14.0%；总胆固醇（TC）水平下降 4.4%；高密度脂蛋白（HDL-C）水平无明显变动；低密度脂蛋白（LDL-C）水平下降 8.0%（表 6-18）。

表 6-18　饮食干预前和干预后 3、6 个月血糖与血脂指标比较（$\bar{x} \pm s$）

时间	例数	BMI（kg/m²）	INS（mU/L）	FBG（mmol/L）	PBG（mmol/L）	HbA1c（%）	TC（mmol/L）	TG（mmol/L）	HDL-C（mmol/L）	LDL-C（mmol/L）
干预前	32	26.03 ± 4.21	13.05 ± 4.37	8.49 ± 1.59	13.2 ± 4.34	7.20 ± 1.21	5.48 ± 0.78	2.06 ± 0.87	1.45 ± 0.3	3.51 ± 0.66
干预后 3 个月	32	23.93 ± 7.6[a]	12.93 ± 3.76	7.64 ± 1.41[a]	9.96 ± 1.89[a]	6.75 ± 1.09[a]	5.31 ± 0.76	1.88 ± 0.69[a]	1.42 ± 0.32	3.33 ± 0.67[a]
干预后 6 个月	32	23.36 ± 7.26[a]	13.33 ± 3.86	6.98 ± 1.17[ab]	8.82 ± 1.4[ab]	5.64 ± 2.42[ab]	5.24 ± 0.76	1.77 ± 0.6[ab]	1.42 ± 0.31	3.21 ± 0.69[a]

续表

时间	例数	BMI（kg/m²）	INS（mU/L）	FBG（mmol/L）	PBG（mmol/L）	HbA1c（%）	TC（mmol/L）	TG（mmol/L）	HDL-C（mmol/L）	LDL-C（mmol/L）
F 值		3.66	0.08	6.82	17.46	3.79	0.78	4.52	0.08	3.95
P 值		0.04	0.92	<0.01	<0.01	0.03	0.46	0.01	0.92	0.04

注：BMI= 体质量指数，INS= 空腹胰岛素，FPG= 空腹血糖，PBG= 餐后 2 h 血糖，HbA1c= 糖化血红蛋白，TC= 总胆固醇，TG= 甘油三酯，HDL-C= 高密度脂蛋白胆固醇，LDL-C= 低密度脂蛋白胆固醇；与干预前比较，aP<0.05；与干预后 3 个月比较，bP<0.05。

低碳技术研究数据 2：

一项探讨适度低碳水饮食（MLCD）对超重 / 肥胖新诊断 2 型糖尿病（T2DM）患者心血管危险因素影响的研究。观察不同饮食方案后患者各个临床指标和心血管疾病风险的改变情况。

方法：选取某医院内分泌科诊断为 T2DM 的患者 38 例，在药物治疗的基础上，分为适度低碳水饮食（MLCD）等三组。

时间：24 周

结果：经 24 周饮食干预后低碳水饮食（MLCD）组患者甘油三酯（TG）水平下降 75.1%，总胆固醇（TC）水平下降 7.5%，高密度脂蛋白（HDL-C）水平增加 0.29，低密度脂蛋白（LDL-C）下降 8.7%。

低碳技术研究数据 3：

国外一项研究比较关于低碳水饮食对 2 型糖尿病（T2DM）患者血糖控制和心血管疾病危险因素的影响。

方法：医院门诊选取 115 个肥胖的 T2DM 成人，平均年龄 58 岁；体质量指数 34.6 kg/m²（重度肥胖），低碳水饮食并结合运动进行干预。

时间：52 周

结果：低碳水饮食干预后，甘油三酯（TG）水平下降 0.4 mmol/L，低密度脂蛋白（LDL-C）水平下降 0.1 mmol/L，高密度脂蛋白（HDL-C）

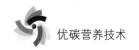

水平增加 0.1 mmol/L。

接下来我们通过一组数据看一下基于优碳营养技术的健康管理方案在高血脂管理领域的干预效果：

优碳营养技术研究数据：

在一项为期 42 天，纳入 90 例高血脂患者，基于优碳营养技术结合运动对"四高"人群的影响研究中，发现其平均血脂指标改善如下：

男士组：

总胆固醇平均下降 0.57（−13.5%），甘油三酯平均下降 0.71（−50.7%）；

高密度脂蛋白（HDL−C）水平无明显变动；

低密度脂蛋白（LDL−C）平均下降 0.42（−13.5%）；

女士组：

总胆固醇平均下降 0.96（−10.8%），甘油三酯平均下降 1.4（−40%）；

高密度脂蛋白（HDL−C）水平无明显变动；

低密度脂蛋白（LDL−C）平均下降 0.27（−8.9%）；

两组血脂指标干预后平均数值都恢复到正常范围。90 人中有 66 人血脂指标恢复正常，对于高血脂的管理效率达到了 73.33%（表 6−19）。

表 6−19　健康管理计划后患者一般资料和生化指标比较（$\bar{x} \pm s$）

项目	男（n = 182）		女（n = 272）	
	管理前	管理后	管理前	管理后
体质量 (kg)	87.36 ± 18.65	76.96 ± 15.85**	74.06 ± 19.03	65.50 ± 14.11**
腰围 (cm)	100.53 ± 16.18	89.99 ± 14.20**	103.93 ± 14.87	81.57 ± 13.06**
血压 (mmHg)	90.0 ± 11.42 / 140.87 ± 17.03	80.26 ± 7.23** / 123.97 ± 10.47**	91.37 ± 15.50 / 148.11 ± 19.70	78.89 ± 7.37** / 124.81 ± 10.24**
空腹血糖 (mmol /L)	7.93 ± 3.22	5.84 ± 1.21**	8.35 ± 3.78	5.74 ± 1.16**
总胆固醇 (mmol /L)	5.25 ± 1.18	4.54 ± 0.92**	5.28 ± 1.14	4.71 ± 1.02**
甘油三酯 (mmol /L)	2.76 ± 1.43	1.36 ± 0.71**	2.40 ± 1.20	1.44 ± 0.76**
高密度脂蛋白 (mmol /L)	1.12 ± 0.27	1.20 ± 0.38**	1.37 ± 0.75	1.29 ± 0.26*

续表

项目	男（n = 182）		女（n = 272）	
	管理前	管理后	管理前	管理后
低密度脂蛋白 (mmol /L)	3.10 ± 0.92	2.68 ± 0.82**	3.04 ± 1.13	2.77 ± 0.83**
尿素氮 (mmol /L)	5.25 ± 1.54	6.04 ± 2.07**	5.21 ± 1.72	5.34 ± 1.74
血肌酐（μmol /L)	79.13 ± 21.79	77.99 ± 17.91	63.73 ± 25.00	59.79 ± 12.52**
尿酸（μmol /L)	447.49 ± 100.48	366.90 ± 109.45**	337.6 ± 78.70	301.89 ± 75.18**
谷丙转氨酶（U/L)	39.08 ± 9.93	29.77 ± 14.44**	37.61 ± 9.88	29.09 ± 10.80**
谷草转氨酶（U/L)	29.01 ± 11.20	27.33 ± 10.87*	37.23 ± 11.74	27.20 ± 9.71**
谷丙转氨酶 / 谷草转氨酶	0.89 ± 0.49	0.98 ± 0.30**	1.25 ± 1.38	1.00 ± 1.51*

注：与管理前比较，$^{*}P<0.05$，$^{**}P<0.01$。

结论：由表 6-20 可以看出，和基于低碳技术的方案相比（平均干预 24 周），基于优碳营养技术的干预方案在 6 周内，除了一组甘油三酯（TG）的数据之外，对于参与者的总胆固醇（TC）、低密度脂蛋白（LDL-C）等血脂指标水平改善更为明显。

表 6-20 优碳营养技术与低碳技术在血脂管理领域的效果统计

类别	研究	干预时间	总胆固醇（TC）	甘油三酯（TG）	低密度脂蛋白（LDL-C）	高密度脂蛋白（HDL-C）	备注
低碳 技术	研究 1	6 个月	-4.4%	-14.0%	-8.0%	-	-
	研究 2	24 周	-7.5%	-75.1%	-8.7%	+0.29	-
优碳 技术	研究	42 天	-13.5%	-50.7%	-13.5%	+0.08	男
			-10.8%	-40%	-8.9%	-	女

我们知道，超重 / 肥胖的高血脂人群体内储存了大量脂肪，而这些脂肪的主要组成是甘油三酯，而降脂药中降低甘油三酯的药物较少并且不良反应较大，难以长期坚持。此类降脂药主要是抑制血液中甘油三酯的合成，但没有能力清除全身多余的脂肪，身体大量的储存脂肪依然存在，因此一旦停药，身体内大量的脂肪很快涌入血液，血脂又再次升高。因此超重 / 肥胖的高血脂人群治疗难度相对更大。

上面的数据显示，只要可以真正地解决肥胖问题，"高血脂"就可

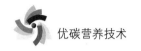

以顺水推舟地迎刃而解。有研究表明，"肥胖是血脂代谢异常的重要危险因素。减轻体质量，即使是轻度（基础体质量的5%~10%）也可改善血脂异常并对血脂异常者常有的其他心血管风险因素产生有利影响，在体质量明显减轻时会产生更为显著的降血脂效应。这种治疗引起的获益似乎不仅限于整体风险因素，还包括心血管事件"。

基于优碳营养技术的干预方案让人体安全、顺利地进入一个营养性生酮状态，把身体多余脂肪"燃烧"利用，随着体质量的下降，胰岛素抵抗状况不断缓解，此时，人体血脂代谢功能也会恢复过来，血脂指标因此会有非常大的改善。

（4）高尿酸血症

尿酸是人体代谢嘌呤 * 的主要产物，微溶于水，但是也容易形成晶体，在正常情况下，体内产生的尿酸，2/3 由肾脏排出，余下的 1/3 从肠道排出。所以，如果由于某些原因导致肾脏排泄能力下降或负担过重，就会无法很好处理尿酸的问题，导致血液中的尿酸过多，造成"高尿酸血症"。尿酸过多后会造成结晶，会沉积在关节、肌腱和周围组织，比如说大脚趾或者膝盖等关节处，这就引起了"痛风"。

*嘌呤：是身体内存在的一种物质，在身体能量供应、代谢调节及组成辅酶等方面起着十分重要的作用。嘌呤代谢分解后，会产生尿酸。嘌呤的来源分为内源性嘌呤和外源性嘌呤，内源性嘌呤占总嘌呤的80%，主要来自自身核酸的氧化分解；外源性嘌呤占总嘌呤的20%，主要来自食物摄取，所以一般情况下饮食对于血尿酸的影响并不明显。

高碳水饮食导致高胰岛素水平，有研究发现，胰岛素水平上升会导致肾脏排泄尿酸的能力降低，从而导致尿酸堆积在血液中，导致痛风。所以，痛风和高碳水化合物饮食的关系是分不开的。高碳水饮食导致胰岛素抵抗，胰岛素抵抗又会引起尿酸水平上升，那么是不是减少碳水化合物之后，尿酸、痛风的问题就会得到解决呢？下面我们通过一些资料数据看一下。

目前低碳技术（包括生酮饮食）在高尿酸血症及痛风领域应用的研究很少，我们通过仅找到的一篇国内发表的文章，看一下低碳水饮食在高尿酸血症方面的应用效果：

低碳技术研究数据 1：

国内一项探讨痛风患者应用生酮饮食联合体质量控制进行干预的应用效果及综合影响研究，选择痛风患者 60 例，随机分为对照组与观察组，各 30 例。两组患者均接受常规护理，对照组实施体质量管理，观察组在对照组基础上联合生酮饮食，对比两组干预 6 个月后的体质量控制效果、血尿酸水平改善情况、痛风发作情况及关节肿痛改善效果。所有患者及其家属对本次研究的实施均知情，并签署知情同意书，本次研究的实施经医学伦理委员会批准。

时间：干预 6 个月

方法：所有患者均接受常规药物治疗及常规护理干预，主要包括饮食指导、用药指导、并发症预防等，观察组则在对照组基础上联合生酮饮食。

结果：应用生酮饮食（低碳水饮食的一种）的观察组血尿酸平均值由干预前的 461.03 μmol/L 降为 375.96 μmol/L，下降 18.4%。

我们通过一组数据看一下基于优碳营养技术的健康管理方案在高尿酸方面的干预效果：

优碳营养技术研究数据 1：

在一项为期 42 天，纳入 86 例高尿酸患者，基于优碳营养技术结合运动对"四高"人群的影响研究中发现其平均血尿酸指标改善如下：

男士组 血尿酸平均降低 80.59 μmol/L，下降 17.9%；

女士组 血尿酸平均降低 35.71 μmol/L，下降 10.5%；

两组尿酸指标干预后平均数值都恢复到正常范围。86人中有62人尿酸指标恢复正常，对于高尿酸的管理效率达到了72.09%（表6-21）。

表6-21　健康管理计划后患者一般资料和生化指标比较（$\bar{x} \pm s$）

项目	男（n = 182）		女（n = 272）	
	管理前	管理后	管理前	管理后
体质量（kg）	87.36 ± 18.65	76.96 ± 15.85**	74.06 ± 19.03	65.50 ± 14.11**
腰围（cm）	100.53 ± 16.18	89.99 ± 14.20**	103.93 ± 14.87	81.57 ± 13.06**
血压（mmHg）	90.0 ± 11.42 / 140.87 ± 17.03	80.26 ± 7.23** / 123.97 ± 10.47**	91.37 ± 15.50 / 148.11 ± 19.70	78.89 ± 7.37** / 124.81 ± 10.24**
空腹血糖（mmol /L）	7.93 ± 3.22	5.84 ± 1.21**	8.35 ± 3.78	5.74 ± 1.16**
总胆固醇（mmol /L）	5.25 ± 1.18	4.54 ± 0.92**	5.28 ± 1.14	4.71 ± 1.02**
甘油三酯（mmol /L）	2.76 ± 1.43	1.36 ± 0.71**	2.40 ± 1.20	1.44 ± 0.76**
高密度脂蛋白（mmol /L）	1.12 ± 0.27	1.20 ± 0.38**	1.37 ± 0.75	1.29 ± 0.26*
低密度脂蛋白（mmol /L）	3.10 ± 0.92	2.68 ± 0.82**	3.04 ± 1.13	2.77 ± 0.83**
尿素氮（mmol /L）	5.25 ± 1.54	6.04 ± 2.07**	5.21 ± 1.72	5.34 ± 1.74
血肌酐（μmol /L）	79.13 ± 21.79	77.99 ± 17.91	63.73 ± 25.00	59.79 ± 12.52**
尿酸（μmol /L）	447.49 ± 100.48	366.90 ± 109.45**	337.6 ± 78.70	301.89 ± 75.18**
谷丙转氨酶（U/L）	39.08 ± 9.93	29.77 ± 14.44**	37.61 ± 9.88	29.09 ± 10.80*
谷草转氨酶（U/L）	29.01 ± 11.20	27.33 ± 10.87*	37.23 ± 11.74	27.20 ± 9.71**
谷丙转氨酶 / 谷草转氨酶	0.89 ± 0.49	0.98 ± 0.30**	1.25 ± 1.38	1.00 ± 1.51*

注：与管理前比较，*$P<0.05$，**$P<0.01$。

结论：由表6-22可以看出，低碳技术方案在高尿酸血症方面的管理效果还是很不错的。这主要也是因为其干预时间更长（平均干预6个月）。

表6-22　优碳营养技术与低碳技术在高尿酸管理领域的效果统计：

类别	研究	干预时间	血尿酸	备注
低碳技术	研究	6个月	−18.4%	–
优碳营养技术	研究	42天	−17.9%	男
			−10.5%	女

同时我们也可以看到，基于优碳营养技术的干预方案在高尿酸血症管理方面的优化是有效的，在短短42天内，对于参与者的血尿酸指标

水平改善明显（男性降低了 17.8%），并且对高尿酸患者的管理效率达到了 72.09%。

高尿酸乃至痛风的形成，源于一个非常重要的器官，这就是肾脏，因为引起痛风的尿酸，是由肾脏排泄的。一般肥胖的人，往往肾功能都同时失衡。如果不及时扭转，很容易导致尿酸堆积形成痛风，严重者可能导致肾功能障碍。

痛风 / 高尿酸血症很大程度上是因为身体自身尿酸产量高的同时，排尿酸功能又出了问题。仅仅靠少吃点儿肉，减少饮食中的嘌呤摄入量，只是一个治标不治本的方法。

由于大部分食物都含有嘌呤，如果痛风患者，仅仅从不吃高嘌呤食物入手，如红肉类等，尿酸降低的期待常常会落空。时间一长，要么是禁不住美食诱惑，重新回到胡吃海塞的生活，痛风还是如期而至；要么，就会导致营养不良，同时尿酸还是没有丝毫下降的迹象，如此"赔了夫人又折兵"。

既然身体中 80% 的尿酸是自身代谢产生的，那么大部分人尿酸高就是因为自身的代谢失衡。如果能有方法，改善自身的代谢能力，就可以有效清除尿酸。基于优碳营养技术的干预方案是在低碳技术基础上全面优化的技术方案，可以更好地缓解胰岛素抵抗，恢复身体代谢功能，可以显著减少肾脏的负担。当肾脏功能改善、平衡了，就可以正常排泄尿酸了，高尿酸及痛风问题就解决了。

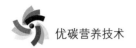

第二节　综合改善——健康调查量表(SF-36 量表)

在"千人学术计划"的数据收集中，为了验证优碳营养技术方案对参与者的综合改善能力，我们除了收集其身体的各项体检指标外，还引进了国际通用的"SF-36"问卷（健康调查问卷）。此问卷是目前国际上最为常用的生命质量标准化测量工具之一，其中调查内容包括生理机能（PF）、生理职能（RP）、躯体疼痛（BP）、一般健康状况（GH）、精力（VT）、社会功能（SF）、情感职能（RE）、精神健康（MH）共八个方面，总分100分。分数越高，生活质量越高。

通过对整理出的数据进行分析，发现干预结束后参与者从以上八个方面都呈现明显改善趋势（表6-23、表6-24）。

表 6-23　实验组在干预前后各项指标比较（ $\bar{x}$ false $\pm$ s）

组别	n	生理机能	生理职能	一般健康状况	精力	社会功能	情感职能	精神健康
干预前	435	66.29 ± 8.43	62.57 ± 4.70	64.16 ± 2.53	57.25 ± 10.4	59.06 ± 9.23	70.25 ± 8.86	65.08 ± 8.78
干预后	435	84.83 ± 5.49	81.27 ± 5.18	83.04 ± 2.34	86.63 ± 5.24	80.45 ± 5.36	85.79 ± 4.37	86.92 ± 3.88
t		38.44	55.76	114.30	52.34	41.80	32.81	47.45
P		< 0.001	< 0.001	< 0.001	< 0.001	< 0.001	< 0.001	< 0.001

实验组干预前后SF-36各维度得分比较有显著差异，表明生活方式联合健康教育的综合干预能有效改善糖尿病患者的生活质量。

备注：本数据的统计学分析由延安大学医学院预防教研室讲师吉金山完成。

表 6-24　实验组各项指标干预后改善程度

得分值提升	生理机能	生理职能	一般健康状况	精力	社会功能	情感职能	精神健康
	+27.9%	+29.8%	+29.4%	+51.3%	+36.2%	+22.1%	+25.1%

其中，精力、社会功能、生理职能及一般健康状况四项改善尤其显著。我们就这四方面的改善来看一下，身体的综合改善会给我们的生活各方面带来哪些影响。

"精力（VT）"，是用来测量个体对自身精力和疲劳程度的主观感受。我们都知道或经历过，如果健康出现问题，就会因为身心疲惫，不在状态而难以应付处理生活、工作中的各种事情，这样会慢慢消磨自己的热情和信心。比如很多人会因为肥胖、"四高"导致身体素质下降，如精力和体力下降、创新能力下降、决策能力下降、思考能力下降、记忆力下降等等，整个人的综合能力都会因此而被严重消耗。这样最终体现为整个社会生产力的慢性消耗和社会发展动力的下降。"精力（VT）"这一项的得分较干预前提高了 51.3%，改善极为显著，说明经过优碳营养技术方案的干预，对参与者在身体状态恢复方面有明显的改善作用，身体的不良状态调整恢复过来，就会吃得好睡得好，这样自然也就精力充沛，对自己生活、工作都会带来积极的影响。

"社会功能（SF）"，用来测量生理和心理问题对社会活动的数量和质量所造成的影响，用于评价健康对社会活动的效应。在第二章里我们讲述肥胖危害的时候说过，肥胖不仅危害健康而且降低人的幸福指数，比如肥胖的人，特别是青少年自闭症发病率比较高，因为人一旦胖了就容易不自信，并且自卑，总想躲避世人的目光，活在自己封闭的世界里，不愿意表达自己，不愿意与人交往，更不愿意参加各种社交活动。再比如高血压、糖尿病、痛风患者不仅每天需要服药而且饮食也要有很多的忌口，所以就对他们的生活造成很大的困扰，对身体、心理以及正常的社会交往都有一定的影响，因为这些问题的存在就削弱了人的社会功能。通过健康量表我们可以看到，其得分比干预前提高 36.2%，经过优碳营

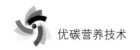

养技术方案的干预，对参与者在社会功能恢复方面有明显的促进和提升作用。

生理职能（RP）用来测量由于生理健康问题所造成的职能限制；一般健康状况（GH）用来测量个体对自身健康状况及其发展趋势的评价。如果一个人健康出现问题，对生活造成了影响，这种状态持续的时间越久就会对自己的身体状态越没有信心，比如因为肥胖而不能参加体育活动和其他一些娱乐项目。也会因此认为自己笨拙而更加不愿尝试做其他一些事情。而经过优碳营养技术方案的干预，这两个测量指标得分较干预前分别提高了29.8％和29.4％，这说明参与者的健康状况有了明显好转与改变，对自己的身体状态更满意也更有信心。

因为在低碳技术应用领域目前没有找到SF-36量表相关的文献资料，通过前面的内容我们知道低碳技术在肥胖、"四高"领域也有很不错的干预效果，但是我们能查到的改善证据都是各项身体指标方面的，但是参与者的主观感受也是同样重要的，所以我们在进行优碳营养技术相关研究时就考虑到这一点，比如在进行"千人学术计划"中，我们以SF-36量表作为简明健康调查问卷，从八个方面全面调查被调查者的生存质量。调查结果也以更全面、真实的数据说明，基于优碳营养技术的干预方案对参与者的改善是全方位的，对其生活质量的提升有明显而深入的积极影响。

通过20多年的实践优化，优碳营养技术不仅关注饮食结构的合理化，更加注重通过健康教育来帮助人们树立良好的生活行为方式，真正体现"以人的健康"为主题。在干预的6周内，通过和干预者充分交流和沟通，不仅了解了干预对象的心理状态，也能够帮助调理者分散注意力，树立正确的健康观念，调整不良情绪。以此，提高自我保健意识，减轻社会和家庭的负担，提高了生活和生命质量。

现代医学认为，生活质量是涵盖了生理、心理、精神和社会等多方面的综合评估指标，能较完整、全面地反映健康状况。在优碳营养技术干预中，由健康教练针对调理者需求，共同制订具有针对性的个体化调理方案。在实施过程中给予调理者全程的、细心的陪伴和指导，帮助调理者正确认识疾病，并给予调理者重塑健康的信心，从而积极配合完成相应的调理方案。优碳营养技术融合了中医学中的起居养生、情志调节、饮食调养等理念，以促成调理者养成健康生活行为方式、提升其生活质量水平为目标。有的调理者因长期受疾病困扰，容易产生烦躁、焦虑、不安等负面情绪，影响其干预的依从性，并降低其生活质量。通过健康教练予以心理疏导，维持其良好情绪，同时对调理者实施认知教育，可使其对自身疾病进展、自我调护方法等做到心中有数，主动参与到健康管理中。而饮食教育、起居教育则有助于调理者保持良好生活习惯，改善其健康状态。

通过结果的分析，我们可以看到，在干预后，调理者的一般健康状况有了明显的提升，生理机能和职能得到恢复，这可能与完成优碳营养技术的干预方案也是一个自我挑战的过程有关。42天如一日地坚持做一件事，摒弃以前不好的"自己"，杜绝外界一切干扰，重新以新的要求、新的目标来塑造自己，这对很多人来说可能都无法想象。但是，在"优碳营养技术"的指导下，绝大部分人都做到了。这给了调理者很大的信心和成就感，进而促进其生理功能的提升。同时，由于每天足量的营养强化补充，成功地"变废为宝"，其精力也自然而然地得到提高。在干预过程中，有健康教练的每天陪伴，不论有啥事，都可以和教练交流、沟通，这在无形中也培养了其与人交际的能力，社会功能也得到加强。

优碳营养技术倡导的是"敬畏自然、尊重生命"，通过健康教练"爱心"和"耐心"的陪伴以及潜移默化的影响，调理者美好的情感得到陶冶，思想得到净化，品格得到完善，精神境界得到升华。

由此，我们可以看到优碳营养技术的"优"到底在哪里？为什么我们说优碳营养技术是低碳技术的升级版？就在于其不仅解决了"肥胖"的问题，重要的是还有效地帮助调理者建立了良好的饮食、运动等生活习惯。还不止于此，更可喜的是，优碳营养技术方案还很深入地解决了认知和心理的问题，有效提升了调理者"节制"和"自律"的品格。甚至，"精神健康""情感职能"等与我们的生活质量、幸福指数息息相关的指标也明显改善。这些充分说明了优碳营养技术作为一个综合的干预方案，在全面改善人们身体健康和生活质量层面效果显著。

附录：SF-36 量表八项指标介绍：

第一项，生理机能（PF）：测量健康状况是否妨碍了正常的生理活动。

第二项，生理职能（RP）：测量由于生理健康问题所造成的职能限制。

第三项，躯体疼痛（BP）：测量疼痛程度以及疼痛对日常活动的影响。

第四项，一般健康状况（GH）：测量个体对自身健康状况及其发展趋势的评价。

第五项，精力（VT）：测量个体对自身精力和疲劳程度的主观感受。

第六项，社会功能（SF）：测量生理和心理问题对社会活动的数量和质量所造成的影响，用于评价健康对社会活动的效应。

第七项，情感职能（RE）：测量由于情感问题所造成的职能限制。

第八项，精神健康（MH）：测量四类精神健康项目，包括激励、压抑、行为或情感失控、心理主观感受。

第三节　基于安全考虑的深度优化

目前越来越多的人开始应用低碳技术进行减肥或调理血糖，其效果也是很明显，但很多人却往往忽视因低碳技术自身局限而带来的不良反应，而优碳营养技术在全面继承低碳技术的优势外，又系统解决并优化了其不足之处，下面我们再次从肠道调整、肝肾及线粒体保护方面来介绍优碳营养技术是如何做到更加安全的。

1. 保护肠道

在低碳水饮食调理期间基本不吃主食，意味着主食中的膳食纤维、维生素 B 族、E 就摄取不到，所以需要解决营养缺乏的问题。这里面最重要的是对于通便排毒很重要的膳食纤维。膳食纤维被称为人体必需的"第七营养素"，和蛋白质、维生素、矿物质一样对人体健康必不可少。膳食纤维虽然不能被人体消化吸收，但在体内具有重要的生理作用，是维持人体健康必不可少的一类营养素。由于膳食纤维在预防人体胃肠道疾病和维护胃肠道健康方面功能突出，因而有"肠道清洁夫"的美誉。

谷类是膳食纤维非常重要的来源，低碳水饮食减少了这类含有膳食纤维食物的摄入，就导致很多人出现便秘。另一方面，一旦启动燃脂，身体内的脂肪除了会转化成细胞能量消耗外，另有一部分脂肪就会通过大便排出来，从而造成"脂肪性"腹泻。因此，肠道问题变得非常复杂，还不是单纯增加膳食纤维这么简单。为了攻克肠道难题，我们开始不断搜索、查阅相关资料文献，但对于低碳水饮食燃脂过程中

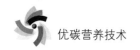

所需膳食纤维的种类和精准需求量，我们一直没有得到系统的参考资料。这意味着，我们必须通过自己的实践不断去探索，从而拿到自己的答案。

经过多年努力实践，我们最终摸索出了适用于低碳水饮食，可以促进肠道健康及保持正常排便的膳食纤维配比。经过分离提取的菊粉、玉米纤维、低聚木糖、水苏糖和壳寡糖的搭配组合，加上适当种类的低糖蔬菜粉，最大限度地解决了这个给很多人造成困扰的难题。

在"千人学术计划"研究中，共 1234 例"四高"人群及超重肥胖者，分为调理组和对照组。对两组研究期间出现的不良反应统计如下：

调理组：共 664 例，其中 4 例出现肌肉疼痛，2 例低血压，2 例腹部不适；无腹泻、便秘。所有不良反应均无特殊处理，2 至 3 天内消失。

对照组：共 570 例，其中 4 例腹部不适，无腹泻、便秘。所有不良反应均无特殊处理，3 至 4 天内消失。

由此可以看出，与应用优碳营养技术方案的调理组和正常饮食的对照组相比，并未有腹泻、便秘发生率的增高，这一点也很好地说明了优碳营养技术方案可以有效地保护肠道。

2. 保护肝肾功能

一旦启动"燃脂"，每天就会有大量脂肪在细胞的线粒体中燃烧。过去经年累月储存在身体里的脂肪，要通过短短几周时间清理，这意味着我们的身体里要有一个剧烈的"燃烧"过程。这对身体的肝脏、肾脏的代谢能力，还有整体身体应对毒素负荷的能力都是很大的考验。

目前关于如何减少低碳水饮食肝肾功能损伤，在国际上是争论比较激烈的部分。如果不能主动维护肝肾功能，在应用低碳水饮食的过程中就有可能会出现肝肾功能负荷过重，甚至损伤。在实践中，我们采取了很多相关措施来维护身体的代谢机能。强化营养补充作为优碳营养技术方案的重要组成部分，做到了营养素种类丰富、含量高、吸收好，并可对特定器官有针对性地滋养和维护，可以起到保护肝肾并减轻其代谢负担的作用。如维生素 A 可以一定程度上保护肝脏，阻止和抑制肝脏中异常细胞的增生，可以协助正常组织恢复功能；维生素 B 族可以防止脂肪肝变性，并且可以保护肝脏，其中维生素 B_{12} 还有帮助移除肝脏中多余脂肪的作用。维生素 C 则能促进肝细胞再生，增加肝脏的抵抗力和解毒功能。另外的角度，中医学认为，食物的颜色和人体五脏互相对应，例如，黑色入肾，肾中精气为生命之源，与人体生长、发育、衰老以及免疫力、抗病能力的强弱密切相关，故黑色食物有补肾和抗衰老作用。在我们的方案中，营养配比就很大程度上受益于我们老祖宗的古老智慧——中医学的"阴阳平衡"、五行相生相克等理论。

而事实也很好地证明，优碳营养技术干预方案不仅没有增加肝肾负担，反而借助优碳营养技术的燃脂过程带来身体更高效率的运转，代谢机能整体的提高，身体自愈能力也增强，有很多肝肾功能调理前异常而调理后恢复正常的例子，我们的大量实践及应用研究也以科学严谨的数据证明了这一点（表 6–25）。

表 6–25 健康管理计划后患者一般资料和生化指标比较（$\bar{x} \pm s$）

项目	男（n = 182）		女（n = 272）	
	管理前	管理后	管理前	管理后
体质量 (kg)	87.36 ± 18.65	76.96 ± 15.85**	74.06 ± 19.03	65.50 ± 14.11**
腰围 (cm)	100.53 ± 16.18	89.99 ± 14.20**	103.93 ± 14.87	81.57 ± 13.06**
血压 (mmHg)	90.0 ± 11.42 / 140.87 ± 17.03	80.26 ± 7.23** / 123.97 ± 10.47**	91.37 ± 15.50 / 148.11 ± 19.70	78.89 ± 7.37** / 124.81 ± 10.24**
空腹血糖 (mmol /L)	7.93 ± 3.22	5.84 ± 1.21**	8.35 ± 3.78	5.74 ± 1.16**
总胆固醇 (mmol /L)	5.25 ± 1.18	4.54 ± 0.92**	5.28 ± 1.14	4.71 ± 1.02**
甘油三酯 (mmol /L)	2.76 ± 1.43	1.36 ± 0.71**	2.40 ± 1.20	1.44 ± 0.76**
高密度脂蛋白 (mmol /L)	1.12 ± 0.27	1.20 ± 0.38**	1.37 ± 0.75	1.29 ± 0.26*
低密度脂蛋白 (mmol /L)	3.10 ± 0.92	2.68 ± 0.82**	3.04 ± 1.13	2.77 ± 0.83**
尿素氮 (mmol /L)	5.25 ± 1.54	6.04 ± 2.07**	5.21 ± 1.72	5.34 ± 1.74

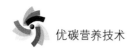

续表

项目	男 (n = 182)		女 (n = 272)	
	管理前	管理后	管理前	管理后
血肌酐 (μ mol /L)	79.13 ± 21.79	77.99 ± 17.91	63.73 ± 25.00	59.79 ± 12.52**
尿酸 (μ mol /L)	447.49 ± 100.48	366.90 ± 109.45**	337.6 ± 78.70	301.89 ± 75.18**
谷丙转氨酶 (U/L)	39.08 ± 9.93	29.77 ± 14.44**	37.61 ± 9.88	29.09 ± 10.80**
谷草转氨酶 (U/L)	29.01 ± 11.20	27.33 ± 10.87*	37.23 ± 11.74	27.20 ± 9.71**
谷丙转氨酶 / 谷草转氨酶	0.89 ± 0.49	0.98 ± 0.30**	1.25 ± 1.38	1.00 ± 1.51*

注：与管理前比较，*P<0.05，**P<0.01。

优碳营养技术干预后，参与者肝、肾功能指标数值在正常范围内，提示肝肾功能没有出现任何损伤，且部分参与者指标较管理前出现明显好转。

3. 提升抗氧化系统效率

线粒体是细胞氧化代谢的中心，是糖类、脂质和蛋白质最终氧化分解的场所。

脂肪是在细胞内线粒体中燃烧利用，优碳饮食期间身体会快速启动"燃脂"过程，而这个过程会非常剧烈，会产生大量"自由基"。如果在低碳技术应用过程中没有去特别保护，就会造成线粒体难以逆转的损伤。为了提高机体抗氧化能力，保护线粒体不受自由基的氧化伤害，让身体维持充足的"抗氧化剂"就变得至关重要。而优碳营养技术方案从优化燃脂过程、全面营养素补充以及饮食优化等几个方面入手很好地解决了这个问题，这部分在第五章中已详细说明。

第四节　优碳营养技术长期方案——体质量维持状况

从前面章节内容中我们可以看到，优碳营养技术干预方案应用于体质量管理领域效果显著。我们实践中的调理数据，经统计分析后已有多篇论文发表在国内专业杂志上，很多人因此对优碳营养技术真实的干预效果有了信心。但以上数据都是关于短期强化调理的，只能说明短期的调理效果。而对减肥者来说，他们同样关心调理后如何防止反弹，所以调理之后的长期计划数据的收集整理也同样重要。我们跟踪了280位短期调理后,实实在在践行长期方案的人,结果证明,"三个习惯,一个方法"可以有效地防止体质量反弹。以下数据（表6-26）是经过专业统计分析后的结果：

执行长期方案的共280人，其中男80人，女200人，平均执行长期方案天数732.06天。

调理前平均体质量：75.29 kg

调理后平均体质量：68.55 kg

目前平均体质量：69.26 kg

（调理后 VS 现在，$P=0.159$，差异无统计学意义）

结论：执行"优碳营养技术"方案进行体质量管理两年后，体质量平均仅反弹0.71kg，反弹幅度约为0.1%。

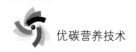

表6-26 "长期方案——体质量维持状况调查表"（部分）

姓名	性别	年龄	开始调理时间	距离调理结束天数	调理前体重（kg）	调理后体重（kg）	现在体重（kg）
曾**	男	59	2013/11/21	2283	72.1	65	65
程**	女	54	2019/4/23	304	57.9	52.5	54
程**	男	40	2018/11/3	475	75.1	69.6	70
戴**	男	40	2016/9/2	1267	74.4	68.5	70
方 *	男	47	2019/4/8	319	71.2	66.2	68.3
洪**	女	44	2017/5/2	1025	57.75	54.4	55.5
洪**	男	53	2018/3/19	704	67.5	61.2	65.5
胡**	女	52	2017/8/31	904	61.3	55	56
胡**	女	50	2019/4/17	310	60.2	53	53.9
焦**	男	38	2017/8/28	907	67.9	63	65
靳**	男	42	2018/8/21	549	80.6	68.5	69
李**	女	43	2018/12/10	438	51.8	49	47
刘**	女	52	2018/9/15	524	52	43	43
刘 *	男	42	2017/12/3	810	65	59.4	60.3
刘**	男	46	2017/4/17	1040	75.8	69.3	72
卢**	女	21	2016/11/11	1197	62.5	58	50.5
马**	男	84	2019/4/30	297	73.7	67	67
毛**	女	45	2018/6/13	618	54.2	52.7	53
苗**	女	46	2019/3/14	344	64	59.1	57
饶**	女	55	2018/6/5	626	59.8	55.7	54.7
盛 *	女	47	2018/5/13	649	59	56.2	55
舒**	女	51	2019/3/11	347	60.2	52.8	52.8
隋**	男	45	2019/2/21	365	84	71.8	73
孙**	女	60	2017/5/22	1005	66.77	58.59	53.7
王**	女	55	2019/4/30	297	52.5	51	51
王**	男	56	2019/2/1	385	67.4	61.8	62.3
王**	女	45	2019/3/22	336	58.1	50.1	50
王**	女	24	2018/5/23	639	73.4	68.4	72.3
吴**	男	40	2016/12/31	1147	99.2	84.5	90
夏**	女	48	2018/7/1	600	64.35	57.95	57
欣 *	女	58	2019/4/16	311	53.7	50.7	52
徐**	女	41	2016/11/30	1178	100	90	95
徐**	女	48	2018/3/20	703	77.5	69	72.8
徐**	女	44	2013/5/6	2482	62.5	52.2	54
徐**	女	45	2017/9/27	877	70.5	66.5	68

备注：本数据的统计学分析由延安大学医学院预防教研室讲师吉金山完成。

由此可见，优碳营养技术方案执行之后的反弹幅度小。那么我们是怎么做到的呢？如前所述，优碳营养技术方案由两部分组成，短期强化调理方案（短期方案）和长期体质量维持计划（长期方案）。短期方案与长期方案是承前启后、相辅相成的关系，通过短期促进长期，通过长期巩固短期。通过短期强化调理方案，我们做到了有效逆转胰岛素抵抗，这是降低"反弹"率的重要的因素。而经由长期方案，我们建立了正确的生活方式，才能真正地长期维持代谢能力，让"胰岛素抵抗"不会再次发生，最终做到长期"体质量不反弹"和"四高不复发"。

通过上面的数据我们可以看出，调理干预结束后，只要坚持执行长期计划就不反弹或者反弹幅度很小。当把长期计划变为一种习惯，落实到行动中，形成良好的生活方式，最终可以实现健康自助和长期健康。

那么如何才能支持一个人从短期调理转向长期健康呢？那就是通过"教育"！我们在实践中清楚地看到，迄今为止，长期计划执行得好的团队是因为健康教育做得好，长期计划执行得不好的，也是因为对健康教育没有足够重视，做得不到位。我们的一些团队在执行长期计划层面，依然做得不够好，导致由"短期调理方案"转向执行"长期计划"的转化率有待提高。如何引领人们由优碳营养技术真正迈向优碳生活？这正是未来我们需要重点下功夫、继续优化的地方。关于健康教育的重要性和具体内容我们将在下一章中展开。

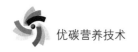
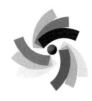

第七章
从优碳营养技术到优碳健康生活

优碳营养技术应用到极致，就是透过优碳减脂的过程，建立一种健康的生活方式，我们称为"优碳健康生活"（简称优碳生活）。优碳生活短期以营养优化的低碳水饮食为中心，配合运动、心理和睡眠等快速改善健康状态；长期以优质碳水化合物（未精加工的、完整的碳水化合物）和适量营养补充为基础，配合运动、心理和睡眠等维护健康状态，是一种简单、有效、易行的健康生活方式。

简单而言就是——短期以营养优化的低碳水饮食为中心，长期以优质碳水化合物结合适量营养补充为基础的健康生活方式。过去20多年，我们一直尝试借由短期调理建立长期正确的生活方式，从而真正协助人们健康，在这个过程中越来越意识到"教育"的重要性。"教育"做得越好，由短期调理向长期方案的转化率越高。当然，调理是基础。有了效果就解决了信的问题，教育就成了顺势而为。所以，调理和教育，一虚一实，虚实结合，事半功倍。

第一节　建立优碳生活的意义

改变别人的生活方式，这条路不好走！所以我们会常常自问：一定要去改变别人的生活方式吗？每次自问，内心的回答都愈加笃定——是的！一定！我们越是沿着这条路探索，越是确信——要真正帮人健康，只此一路，别无他途！如何绕过生活方式解决生活方式病？答案只有一个——无解（这部分在《用生活方式解决生活方式病》一书中有详细诠释）！

我们也曾经遇到过质疑：改变人们的不良生活方式，那不是逆人性的吗？潜台词其实是，此路不通！我们经过深思熟虑才清楚地区分，确实是逆人性的，但同时也是顺人性的！逆的是人性中的"魔性"，顺的是人性中的"神性"。贪婪放纵是人性，追求生命的健康和快乐也是人性。顺魔性，会把人带向病魔缠身，带向人财两空，带向深深的自责和无尽的悔恨；顺神性，会把人带向身轻体健，带向朝气蓬勃，带向有节制的自由，带向无悔的绽放！不逆魔性，就要逆神性！良知引领我们决绝地选择逆魔性，顺神性！既然选择了远方，就要风雨同行。虽然路途艰险，但其中的意义值得我们用一生去求索。

1. 个人和家庭真正健康

开启优碳生活方式，会带来个人和家庭的真正健康。对很多人来说，减肥成功，往往会反弹；"四高"停药，往往会复发，绕来绕去，还是要回到正确的生活方式。对绝大部分人来说，最理想的选择是把"肥胖的苦楚"转化为"健康的祝福"。借由短期强化调理的机会，去建立一

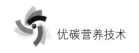

生健康的生活方式。更可期待的是，我们每个人的改变都可以带动整个家庭乃至整个家族的改变。家庭成员可以成为个人践行优碳生活的支持者、见证者和同行者。生活方式的"刷新"，以个人为单位，不如以家庭为单位来得更有效、更稳定，以家庭为单位践行优碳生活方式，会真正带来个人和家庭的长期健康。

2. 产业蓬勃发展

建立优碳生活方式，会促进健康产业的蓬勃发展。慢病占中国人死亡原因的86%，其中大部分与肥胖相关，所以，肥胖相关的慢病是我国最大的健康问题。从市场角度来说，大问题就是大商机，肥胖类慢病将带来健康产业最大的发展机遇。在中国，高达4亿的"四高"人群有巨大的减肥需求。还有庞大的女性群体，需要减肥和想要减肥的人数以亿计。一个企业，即使不经营其他业务，只专注于肥胖相关慢病的健康管理，年产值超过1000亿都很正常。但实际情况是，在这个领域，产值超过100亿的企业都很少！做减肥的企业很多，每年新涌现的品牌也很多，但是做大、做强、做久却很难。究其原因，我们发现这里有一个共同的问题：大家普遍还是"就减肥做减肥"，而没有去系统地构建减肥后的生活方式管理和长期健康维护。当然，仅仅"减肥"本身这件事，很多品牌也没有真正搞明白。如果减肥失败了，顾客会流失，而如果减肥成功了，其实也意味着减肥这个交易结束了，顾客也与自己无关了。即便是半年、一年之后他又胖了，又需要减肥，但其间的信息和干扰很多，他再找回来的概率也很低。所以减肥品牌一批一批地涌现，又一批一批地消失，各领风骚一两年，很难持续做成百亿以上的品牌。

盈利模式是干出来的，但如果怎么干也干不出来，往往是底层逻辑错了！最底层逻辑应该回归商业的本质：要基于价值创造利润。我们认为，健康产业的持续繁荣，最根本的基础是"持续创造健康价值"。卖概念，卖情感，卖商机，这些仅仅是套路，如果不能够真正解决健康问题，最终都会弄巧成拙。只有协助人们通过短期"减肥"，而有机会开启长期健康的生活方式，才有可能最大化地创造健康价值。以此为基础，才能建立长久的盈利模式。我们坚定地认为，健康产业的唯一正途，是透过创造健康价值来实现商业利润！

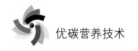

第二节 建立优碳生活的策略

协助人们改变自己的不良生活方式的确是个难题，但是难题可以巧解。具体来说，有三个策略：抓住黄金窗口期，做附着于调理上的健康教育，用心专业服务。调理和教育相结合的背后，还需要一个推动力——"爱"！带着真诚的关爱，再持续地用心专业服务。

1. 抓住黄金窗口期

难题可以巧解，首先要抓住时机。人性的两个普遍的特点，"不见棺材不落泪"和"好了伤疤忘了疼"，这就决定了我们的"插入式教育"有一个"黄金窗口期"（这部分在第一节中已经有详细的论述，请大家参考）。

"黄金窗口期"大约可以定义为介于"不见棺材不落泪"和"好了伤疤忘了疼"之间的一个短暂时期，之前有点儿早，之后有点儿晚。这个阶段，一个人已经被唤醒了一种内在的渴望，我们刚好能够顺势去影响他，不仅影响他的行为，甚至可以深深影响他的内在，最后实现生活方式的改变。回到具体实践，如何精准确定"黄金窗口期"？其实就是我们优碳营养技术方案中的短期强化调理期间。有时候，我们的主观会影响对黄金窗口期的判断。譬如，我们认为一个人已经很胖，"四高"已经很严重，但也仅仅限于我们认为，还属于我们的主观意识。如果他（她）还没有付诸行动，说明还是没有足够重视，相当于还刚处在"不见棺材不落泪"的阶段，此时介入教育，像是揠苗助长，费力而无功。

同时，每个人的认知和承受力都不一样，有的人我们认为他（她）并不是很胖，没有减肥的必要，不用太重视，但是他（她）可能已经警醒，并且积极付诸行动。如果他（她）开始行动，愿意开始启动短期强化调理，就说明已经进入了"黄金窗口期"，这时开始介入教育，就会事半功倍！

2. 做附着于调理上的健康教育

在正确的时间，还要做正确的事。在"黄金窗口期"所做的正确的事，就是做附着于调理上的教育。单做调理不行，单做教育也不行，调理加教育才能把调理、教育都做透。

教育是否附着于调理之上差别很大。没有附着在调理上的教育，就是泛泛的教育，比如一堂健康课，一篇健康文章，或者一档健康节目。这些也有用，但如果仅仅停留在泛泛的"概念"里，而没有同个人的"体验"深度联系，就只是蜻蜓点水，不容易带来深刻的、不可逆转的生活方式的改变。

附着于调理上的教育是体验式教育。体验式教育可以在潜移默化之中更深刻、更彻底地改变一个人的心智模式和行为模式。"纸上得来终觉浅，绝知此事要躬行。"一个人借助短期调理，从痛苦中走出来，这种由疾病到健康的正反两极体验非常宝贵。这时候的教育会有"醍醐灌顶"的神奇作用，帮助当局者参悟到病痛背后的意义，就如著名作家贾平凹曾形容自己生病的体验为"生一次病参一次禅"。如果我们大家都可以经由生病又康复的经历，深刻领悟到，疾病其实就是披着丑陋外衣的美好祝福，而这个祝福就是最大的健康智慧——"居安思危"，从而每个人可以更珍惜健康，更敬畏生命，对这个世界付出更多的善意和爱，那将是多么有意义和美好的事情！在20多年实践的岁月里，我们也深刻地体会到，我们能给予调理者的最大支持不是短期协助他（她）达到健康状态，而是帮他（她）真正拿到这份疾病所带来的美好祝福，这是一笔无与伦比的健康智慧财富。在这种特殊体验中的深刻领悟，对每个

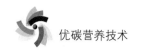
人来说，都是生命中最宝贵的财富，胜过读万卷书，胜过行万里路，胜过阅人无数！

调理中的健康教育分三个层面：

第一个是短期方案背后的原理。不仅指导怎么做，还要指导为什么这么做。对方案原理理解得越深刻，执行得越坚决。

第二个是长期方案背后的知识和观念。包括为什么要执行长期方案，为什么主食要吃全谷类，营养有多重要，营养补充有多重要，为什么要坚持运动，等等。

第三个是节制、自律的品格。知识和观念还是停留在"头脑"层面，再深入"品格"就到"心性"的层面。在"心性"上做工作，才算做到根本。《圣经》里讲"你要保守你心胜过保守一切，因为一生的果效都由心发出"。这句话用到健康层面就是：你要保守你心胜过保守一切，因为一生的健康都由心发出。"肥胖"问题的背后是无法节制、不能自律的"心"，仅仅从知识和观念的层面讲讲大道理是不够的。道理讲得再明白，人们即便道理都懂，仍然会管不住自己，仍然会禁不住种种诱惑。有人讲"人不是死于疾病而是死于无知"，但我们发现，肥胖不是缘于无知，而是缘于放纵。借由"减脂过程"过渡到之后的优碳生活，最深刻的意义就是协助人们去更深入地认识自己，并有机会塑造自己节制、自律的品格，从而可以真正重建健康美好的生活方式。放纵带来的快乐，是肤浅而短暂的；而节制带来的快乐，是深沉而持久的。这种节制的品格，不仅会让身体长期受益，还将影响人生的方方面面，让我们的人生更加美好。

3. 用心专业服务

有了调理加教育还不够，无论是谁，真正地改变生活方式已经不易，实现从优碳营养技术到优碳生活更是困难。我们还需要一种更大、更持久的力量去破万难。而经由长久以来的艰苦探索，我们发现，这种源源不断的力量，只能源于"心"，只能是世间最强大的力量，那就是——"爱"。那如何把"爱"这剂良药，融合到我们的调理过程中，真正形成一股合力，从而可以协助人们重塑正确的生活方式，真正帮人健康呢？多年的实践证明，这个合力真的可以实现，它就是——"服务"。20多年的上下求索，我们的回答凝结成六个字——用心、专业、服务！在我们的观念里，"服务"，是谦卑，是服侍。"服务"，是为他人创造健康价值的必由之路，也是塑造自我高尚人格的最佳途径。而"用心"，是"用爱心"，一念纯真，一心为人好，没有杂念，越纯越好；是"用耐心"，爱有多持久，耐心就有多持久，就如一位智者所言，"没有耐心的爱都是伤害"；"用接纳之心"，没有任何条件；"用谦卑之心"，没有居高临下。用心不是用贪心、交换之心、傲慢之心，或者虚荣之心。用心是用神性之心，不是用魔性之心（这部分内容在《初心》一书中有详细诠释，请关注）。

　"专业"，包括调理和教育。只做教育而不调理，是蜻蜓点水；只做调理而不教育，就会好了伤疤忘了疼，白白错过"黄金窗口期"。调理干了大部分辛苦活儿，这是基础；教育使了点儿巧劲儿，但很关键！调理 是凿一堵墙，教育是捅一层窗户纸；调理是辛苦耕种，教育是适时收获；调理是满场飞跑，教育是临门一脚。

附录 已发表的学术论文

1.《饮食与运动相结合的健康管理计划对四高人群的影响研究》，
发表于《中国民康医学》2017 年第 15 期

第 29 卷 半月刊 第 15 期　　　　Medical Journal of Chinese People's Health　　　　Vol.29 Semimonthly No.15

【健康与康复】

饮食与运动相结合的健康管理计划对
四高人群的影响研究

逯明福[1]，曾　文[2]，杜彩霞[1]，郑超强[3]

（1.北京逯博士行为医学科技研究院有限公司，北京 100000；2.首都医科大学附属北京安贞医院；3.北京协和医学院）

【摘要】 目的：探讨饮食与运动相结合的健康管理计划对四高人群的影响。方法：选取 454 名有高血压、高血糖、高血脂、高尿酸中的一项或多项的患者完成为期 42 天的健康管理计划。比较健康管理计划前后患者的体重、腰围、血压和血生化指标。结果：完成健康管理计划后，患者血压、空腹血糖、总胆固醇、甘油三酯、尿酸、体重、腰围等指标均明显下降（P<0.01）。管理效果：高血压为 83.65%（133/159），高血糖为 80.67%（96/119），高血脂为 73.33%（66/90），高尿酸为 72.97%（62/86）。其中 35~54 岁的男性高血压患者管理效率低于其他年龄段的男性患者，同样低于女性患者；45~54 岁的女性高血压患者管理效率低于其他年龄段的女性患者；不同年龄段的男女患者空腹血糖及尿酸能达到非常好的效果，改善比率超过 80% 以上。35~44 岁年龄段的女性患者血脂水平的管理效果较低；腰围与血压呈正相关性（r=0.598，P<0.01）；尿酸与血压有一定的相关性（r=0.279，P<0.05）；尿素氮与空腹血糖呈负相关（r=-0.388，P<0.05）；血肌酐与空腹血糖呈正相关性（r=0.420，P<0.05）；低密度脂蛋白与血脂呈正相关性（r=0.730，P<0.01）；谷丙转氨酶与血脂呈正相关（r=0.302，P<0.05）。结论：健康管理计划对四高患者的管理效率达 70% 以上。

【关键词】 健康管理计划；高血压；高血糖；高尿酸

doi：10.3969/j.issn.1672-0369.2017.15.038

中图分类号：R54　　　文献标识码：B　　　文章编号：1672-0369（2017）15-0085-04

Study on influence of combination of diet and exercise in the health management plan on the four high people

LU Mingfu[1], ZENG Wen[2], DU Caixia[1], ZHENG Chaoqiang[3]

(1. Beijing DOCTOR LU. Behavioral Medical Science and Technology Research Institute Co., Ltd., Beijing 100000, China;

2. Beijing Anzhen Hospital Affiliated to Capital Medical University; 3. Peking Union Medical University)

【Abstract】 Objective: To explore influence of combination of diet and exercise in the health management plan on the four high patients. Methods: 454 patients with one or more of high blood pressure, high blood sugar, high cholesterol and high uric acid were selected to complete a 42-day health management program. The weight, waist circumference, blood pressure and blood biochemical indexes of the patients before and after the health management plan were collected and compared. Results: After the health management plan, the values of blood pressure, fasting blood glucose, total cholesterol, triglyceride and uric acid were significantly decreased, and the body weight and waist circumference were also significantly decreased (P<0.01). The management efficiencies of high blood pressure, high blood sugar, high cholesterol and high uric acid were 83.65% (133/159), 80.67% (96/119), 73.33% (66/90) and 72.97% (62/86), separately, wherein, the management efficiency of 35~54 age group of the male hypertensive patients was lower than those of other age groups and that of the female patients, the management efficiency of 45~54 age group of the female hypertensive patients was lower than those of other age groups. The different age groups of the male and female high fasting blood sugar and high uric acid patients all could achieve very good results, and the improvement ratio was more than 80%. For the 35~44 age group of female patients with high cholesterol, the management efficiency was poor. The waist circumference was positively correlated with the blood pressure level (r=0.598, P<0.01), and the uric acid and blood pressure were correlated to some extents (r=0.279, P<0.05), the urea nitrogen and fasting blood glucose was negatively correlated (r=-0.388, P<0.05), the serum creatinine was positively correlated with the fasting blood glucose (r=0.420, P<0.05), the low density lipoprotein was positively correlated with the blood lipid (r=0.730, P<0.01), and the alanine aminotransferase was positively correlated with the blood lipid (r=0.302, P<0.05). Conclusions: The management efficiency of the health management plan on the four high people can reach to more than 70%.

【Key words】 Health management plan; High blood pressure; High blood sugar; High cholesterol; High uric acid

四高是指高血压、高血脂、高血糖和高尿酸，是

导致心血管病的重要因素，有效控制"四高"能显著减少心血管病的发生，改善人们的生活质量[1]。2015 年我国心血管病患者达 2.9 亿，2030 年生活方

作者简介：逯明福，男，44 岁，博士，E-mail：1276293106@qq.com。

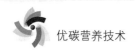

2017 年 8 月　　　　　　　中国民康医学　　　　　　Aug，2017
第 29 卷　半月刊　第 15 期　Medical Journal of Chinese People´s Health　Vol.29　Semimonthly　No.15

式和营养危险因素将使我国的慢性病负担增长
50%。本文探讨健康管理计划对四高人群的影响。

1　资料与方法

1.1　一般资料　收集 2014 年 4 月—2016 年 11 月间
参与健康管理计划的患者 454 例为观察对象，其中
男 182 例，女 272 例；年龄 13～85 岁，平均（46.57±
13.14）岁；身高 150～190 cm，平均（168.42±7.98）
cm；高血压 159 例，高血糖 119 例，高血脂 90 例，高
尿酸 86 例。纳入标准：具有高血压、高血糖、高血
脂、高尿酸中的一项或多项。四高判断依据[2-4]：高
血压：基础血压≥140/90 mmHg；高血糖：空腹血糖
≥7.0 mmol/L；高血脂：总胆固醇≥5.72 mmol/L 或
甘油三酯≥1.69 mmol/L；高尿酸：男性血尿酸≥417
μmol/L，女性血尿酸≥357 μmol/L。

1.2　方法　所有观察对象均给予健康管理计划，干
预持续 42 天[5]。①低糖饮食：是指限制主食等高糖
类食物，其他低糖类食物如各种荤菜（鱼、肉、豆、蛋、
奶等）和素菜（除块茎类和粉条类）正常摄入；②营

养强化：指补充多种微量元素，全面强化细胞必需营
养；③动静结合：指每天至少进行两次 15 min 以上
的快走或跳操等有氧运动，每天至少静坐一次，30
min/次。

1.3　观察指标　①比较患者干预前后的血压；②采
集观察对象禁食 12 h 后的静脉血测定其总胆固醇、
甘油三酯，低密度脂蛋白、高密度脂蛋白、空腹血糖，
血尿酸，尿素氮，血肌酐、谷丙转氨酶、谷草转氨酶等
生化指标。

1.4　统计学方法　应用 SPSS 13.0 软件进行数据处
理，计量资料以（$\bar{x}$±s）表示，采用 t 检验，以 P<0.05 表
示差异有统计学意义。

2　结果

2.1　管理前后一般资料与生化指标比较　健康管
理计划后，患者血压、体重、腰围、空腹血糖、总胆固
醇、甘油三酯、尿酸等指标均明显下降，差异有统
计学意义（P<0.05），见表 1。

表 1　健康管理计划后患者一般资料和生化指标比较（$\bar{x}$±s）

项目	男（n=182）		女（n=272）	
	管理前	管理后	管理前	管理后
体重（kg）	87.36±18.65	76.96±15.85**	74.06±19.03	65.50±14.11**
腰围（cm）	100.53±16.18	89.99±14.20**	103.93±14.87	81.57±13.06**
血压（mmHg）	90.90±11.42/ 140.87±17.03	80.26±7.23**/ 123.97±10.47**	91.37±15.50/ 148.11±19.70	78.89±7.37**/ 124.81±10.24**
空腹血糖（mmol/L）	7.93±3.22	5.84±1.21**	8.35±3.78	5.74±1.16**
总胆固醇（mmol/L）	5.25±1.18	4.54±0.92**	5.28±1.14	4.71±1.02**
甘油三酯（mmol/L）	2.76±1.43	1.36±0.71**	2.40±1.20	1.44±0.76**
高密度脂蛋白（mmol/L）	1.12±0.27	1.20±0.38**	1.37±0.75	1.29±0.26*
低密度脂蛋白（mmol/L）	3.10±0.92	2.68±0.82**	3.04±1.13	2.77±0.83**
尿素氮（mmol/L）	5.25±1.54	6.04±2.07**	5.21±1.72	5.34±1.74
血肌酐（μmol/L）	79.13±21.79	77.99±17.91	63.73±25.00	59.79±12.25**
尿酸（μmol/L）	447.49±100.48	366.90±109.45**	337.6±78.70	301.89±75.18**
谷丙转氨酶（U/L）	39.08±9.93	29.77±14.44**	37.61±9.88	29.09±10.80**
谷草转氨酶（U/L）	29.01±11.20	27.33±10.87*	37.23±11.74	27.20±9.71**
谷丙转氨酶/谷草转氨酶	0.89±0.49	0.98±0.30**	1.25±1.38	1.00±1.51*

注：与管理前比较，* P<0.05，** P<0.01。

2.2　比较健康管理计划的管理效率　管理效率高
血压为 83.65%（133/159），高血糖为 80.67%（96/
119），高血脂为 73.33%（66/90），高尿酸为 72.09%
（62/86），见表 2。另外，完成健康管理计划后发现，
纳入患者之前正常的指标，再经健康管理计划后，除
空腹血糖外，其余血压，血脂，尿酸正常者均只有 2
例出现偏高。

**2.3　年龄与性别对健康管理计划后"四高"水平的
影响**　血压指标显示，年龄分布在 35～54 岁之间的
男性患者，健康管理计划后的管理效率低于其他年
龄段，同样也低于女性患者。

空腹血糖及尿酸指标显示，无论男女患者，不同年
龄段对健康管理计划的效果影响不大，80% 以上
可恢复至正常水平。血脂指标显示，35～44 岁的
女性患者管理效率低，见表 3。

表 2　健康管理计划前后四高人群四高现状及效果

项目	管理前	管理后	效果
高血压	159	26	83.65%
高血糖	119	23	80.67%
高血脂	90	24	73.33%
高尿酸	86	24	72.09%

2017 年 8 月　　　　　　　　　　中国民康医学　　　　　　　　　Aug，2017
第 29 卷　半月刊　第 15 期　Medical Journal of Chinese People´s Health　Vol.29　Semimonthly　No.15

表 3　不同年龄段及性别差异对健康管理计划后血压、血脂、血糖及尿酸的影响

年龄	性别	高血压		高血糖		高血脂		高尿酸	
		前	后	前	后	前	后	前	后
~34	男	1	0	3	1	9	1	7	4
	女	2	1	4	0	2	1	5	2
35~44	男	15	4	19	4	14	5	19	6
	女	45	7	25	5	15	3	5	0
45~54	男	23	4	22	5	17	3	18	7
	女	12	4	8	0	11	4	9	2
55~64	男	20	3	12	2	6	2	10	0
	女	16	0	10	1	9	2	5	2
65~	男	11	0	8	2	2	1	2	0
	女	14	3	8	3	5	2	6	1

表 4　血压、血脂、空腹血糖及尿酸影响因素相关性分析

类别	因素	r	P
血压	体重	0.010	0.991
	腰围	0.598	0.004
	尿素氮	0.058	0.777
	血肌酐	−0.030	0.870
	谷丙转氨酶	0.066	0.725
	谷草转氨酶	0.025	0.837
	空腹血糖	−0.056	0.584
	尿酸	0.279	0.050
	总胆固醇	0.120	0.412
	甘油三酯	−0.185	0.204
	高密度脂蛋白	−0.125	0.448
	低密度脂蛋白	0.141	0.393
空腹血糖	体重	−0.012	0.875
	腰围	0	1
	尿素氮	−0.388	0.038
	血肌酐	0.420	0.019
	谷丙转氨酶	0.082	0.645
	谷草转氨酶	−0.361	0.121
	血压	−0.056	0.584
	尿酸	−0.209	0.112
	总胆固醇	−0.020	0.994
	甘油三酯	0.177	0.456
	高密度脂蛋白	−0.133	0.644
	低密度脂蛋白	−0.064	0.799
血脂	体重	0.126	0.218
	腰围	−0.107	0.618
	尿素氮	−0.157	0.224
	血肌酐	0.128	0.335
	谷丙转氨酶	0.302	0.022
	谷草转氨酶	0.218	0.190
	空腹血糖	0.177	0.456
	尿酸	−0.034	0.870
	血压	0.120	0.412
	高密度脂蛋白	0.218	0.225
	低密度脂蛋白	0.730	0.000
尿酸	体重	−0.056	0.518
	腰围	0.142	0.508
	尿素氮	0.029	0.821
	血肌酐	0.067	0.602
	谷丙转氨酶	0.008	0.952
	谷草转氨酶	0.132	0.342
	空腹血糖	−0.209	0.112
	血压	0.279	0.050
	总胆固醇	−0.034	0.870
	甘油三酯	0.001	0.994
	高密度脂蛋白	0.121	0.298
	低密度脂蛋白	0.012	0.920

2.4　"四高"影响因素相关性分析　血压数据显示，腰围与血压水平呈正相关性（$r = 0.598, P < 0.01$）。尿酸与血压有一定的相关性（$r = 0.279, P < 0.05$），其他因素如性别、身高、体重等与血压变化无相关性。尿素氮与空腹血糖呈负相关（$r = −0.388, P < 0.05$），血肌酐与空腹血糖呈正相关性（$r = 0.420, P < 0.05$）。其他因素与空腹血糖的变化无明显相关性。血脂数据显示，低密度脂蛋白与血脂呈正相关（$r = 0.730, P < 0.01$）。谷丙转氨酶与血脂呈正相关（$r = 0.302, P < 0.05$）。其他因素与血脂无显著相关性。尿酸数据显示，尿酸与血压呈正相关，与其他因素相关性不大，见表 4。

3　讨论

随着人们生活的改善，生活节奏的加快，饮食习惯的改变，近年来"四高"人群比例快速增加，产生一系列不良反应[6]。

本研究健康管理计划适合不同人群，不同年龄的群体，管理效率达 70% 以上。尽管对不同年龄和性别的人群，健康管理计划的管理效率存在一定的差异性，如 35~54 岁间的男性患者经健康调理计划后，血压管理效率较男性其他年龄段和女性患者低，可能因为该年龄段的男性正处于工作的黄金时间段，常常面临较大的工作强度和压力，而且还有饮食和睡眠不规律等不良生活方式，影响了健康管理计划的实施效果。45~55 岁的女性患者的血压管理效率低于其他年龄段，而可能是因为女性更年期会导致血压升高[7]。因此，制订健康管理计划时还应考虑管理对象的生活方式和生理变化规律，使其适用于更多的群体。

此外，通过数据分析，我们发现了一些目前尚不能明确解释的现象。例如男性患者在健康管理计划前后，高密度脂蛋白明显增高，而女性患者则相反，高密度脂蛋白明显降低。又如男性患者在健康管理计划前后，尿素氮明显增高，而女性患者则无明显变

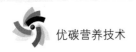
2017 年 8 月　　　　　　　　中国民康医学　　　　　　　Aug,2017

第 29 卷　半月刊　第 15 期　　Medical Journal of Chinese People´s Health　　Vol.29　Semimonthly　No.15

化。

　　另外,通过数据相关性分析发现,血压与腰围及尿酸呈正相关。有研究证实,腰围较大与高血压的难治相关[8],尿酸与血压呈正相关,但其作用机制并不清楚,有研究认为高尿酸促进高血压的形成,尿酸越高发生高血压的概率就越大[9],健康管理计划后,两指标均得到明显改善,这种改善是不是尿酸的改善引起血压的改善还不明确。空腹血糖与尿素氮及血肌酐呈相关性。尿酸氮与血肌酐是肾功能发生纤维化,肾小球过滤功能下降的指示指标。空腹血糖下降与肾功能好转有关,可能是因为空腹血糖的下降,降低了肾功能的负荷,缓解了肾功能的衰变,改善了肾功能,最后进一步影响了尿素氮及血肌酐的变化。血脂与谷丙转氨酶呈正相关性,谷丙转氨酶是肝功能重要指标,健康管理计划后血脂的下降能改善肝细胞的功能,从而通过谷丙转氨酶反映出来。

　　综上,健康管理计划不仅能有效降低"四高"发生率,同时也能有效维护患者的肝功能和肾功能,促进个体的身体健康。

　　本研究针对该健康管理计划与目前临床相关的护理调理,药物调理等相比是否有其优势并没有说明;针对腰围的变化与血压变化机制相关性程度是否可以作为该健康管理计划中血压变化的指示指标,其指示诊断效果如何并不明确;针对不同人群是否将更多的因素纳入健康管理计划中,实现精准医疗,个体化治疗方案的确定等诸问题尚须进一步研究。

参考文献

[1] 刘伟彦,张仙春,张小迎.延续护理对老年 2 型糖尿病合并高血压患者生活质量的影响[J].国际护理学杂志,2014,33(7):1780-1782.

[2] 陈建华,宋和平,陆瑾.国内外高血压诊断标准比较[J].中西医结合心脑血管病杂志,2014,12(5):527-528.

[3] 胡忠波.威海市郊区老年人高血压、高血糖、高血脂及代谢综合症的调查分析[J].中国医学创新,2012,9(11):98-99.

[4] Chiou WK, Wang MH, Huang DH, et al. The relationship between serum uric acid level and metabolic syndrome: Differences by sex and age in Taiwanese[J].J Epidemiol,2010,20(3):219-224.

[5] 逯明福.用生活方式解决生活方式病[M].北京:中医古籍出版社,2015.

[6] 曹秀梅,应风博.依达拉奉、长春西汀、疏血通联合治疗急性脑梗死的临床疗效及对血液流变学的影响[J].中国老年学杂志,2012,32(20):4515-4516.

[7] 葛丽.女性更年期高血压的研究进展[J].黑龙江中医药,2011,40(2):58-60.

[8] 吴世臣,饶国涛,吉六舟,等.体质指数、腰围与中年男性难治性高血压的关系研究[J].内科急危重症杂志,2013,19(1):29-32.

[9] 彭浩,丁建松,彭颖,等.女性人群血清尿酸水平与高血压及高血压前期的关系[J].中华高血压杂志,2011,19(3):236-239.

(收稿日期:2017-06-07)

编辑:李莹

2.《逯博士健康管理方案对大学生肥胖体质影响的实证对比研究》,
发表于《邢台学院学报》2018年第4期

第33卷 第4期　　　　　　　　　　邢台学院学报　　　　　　　　　　Vol. 33, No.4
2018年12月　　　　　JOURNAL OF XINGTAI UNIVERSITY　　　　　Dec. 2018

逯博士健康管理方案对大学生肥胖者体质影响
的实证对比研究

白　华[1]、王志丽[1]、李亚杰[2]

(1.邢台学院,河北邢台 054001;2.石家庄职业技术学院,河北石家庄 05008l)

摘　要：运用实验法,对在校大学生肥胖者,进行为期42天的低糖饮食、营养强化和有氧运动等生活方式进行干预研究。结果显示：青年大学生体脂大幅减少,机体内环境指标趋于有利于身体健康方向转化,身体柔韧性、有氧运动能力和反应能力增强。生活方式干预对青年大学生肥胖体脂改善、提高身体素质有显著作用。

关键词：生活方式；大学生；肥胖；体质

中图分类号：G812　　文献标志码：A　　文章编号：1672-4658(2018)04-0170-04

大学是一个人最美好的阶段,在这里青春激昂,奋发图强,所以大学生被人们称为"天之骄子",他们承载着家庭的梦想,更肩负着未来国家建设的重任,也决定着中华民族伟大复兴的成败。可是大学生的体质健康现状不容乐观,随着社会经济的发展,人们生活水平不断提高,均衡膳食还没让人们意识到它的重要性,而营养过剩的危害已经渐显,尹小俭《中国大学生体质健康变化趋势研究》指出,一方面城市学生身高仍然大于农村,城乡间的男女大学生身高差距逐渐缩小,但各年代大学生体能状况呈下降趋势[1-3],这点付东在《大学生体育态度与体质健康的调查研究及相关性分析》和《2010年中国学生体质与健康调研报告》也同样指出；另一方面城乡男女大学生超重及肥胖的比例均呈快速增长趋势,超重和肥胖严重影响了大学生体质健康的发展[3-4]。

邢台学院是一所综合性地方院校,邢台学院在校生15 044人,其中肥胖476人占3.2%,超重1537人占10.21%(数据引自2016年邢台学院大学生体质测试,不含体育学院、免测及其他原因未测人员),肥胖给大学生的身体健康、学习生活、运动、社交等带来了诸多困扰。如何安全有效的解决大学生因肥胖导致的问题,是目前学校体育、卫生工作面临的严峻考验。

1 研究对象与方法

1.1 研究对象

以邢台学院"国家学生体质健康标准测试"数据中筛选BMI≥28的学生作为抽样人群；告知试验对象实验的目的、方法、内容、要求并签订实验知情书；从抽样人群中抽取意愿强烈的人员25名作为项目研究对象。实际完成实验21人,见表1。

[收稿日期]2018-05-28

[基金项目]邢台学院横向课题：逯博士健康管理方案对大学生肥胖者体质影响的实证对比研究。课题编号：XYH1719

[作者简介]白华(1978-),男,河北邢台市人,体育学院实验中心主任,主要从事运动人体科学的教学与研究.

表1 研究对象基本信息统计表

性别	数量	年龄 (Y)	身高(cm)	BMI
男	9	20±1.323	173.89±5.159	32.14±4.13
女	12	19.7±1.160	162.97±7.115	31.33±2.84

1.2 肥胖的判定标准

根据《国家学生体质健康标准》 BMI=体重(kg)/身高(m)[2],见表2。

表2 体重等级的国家学生体质健康标准

性别	低体重	正常	超重	肥胖
男	≤17.8	17.9~23.9	24.0~27.9	≥28.0
女	≤17.1	17.2~23.9	24.0~27.9	≥28.0

1.3 实施方案

对实验对象进行动员,统一行动分组逐级管理,每组组员5~6名设组长一名、指导教练二名、辅助教练二名、跟踪教师一名。

严格按照逯博士健康管理方案,进行起居、饮食、运动干预,在食堂设置专门营养餐窗口。

实验阶段数据收集,形态、机能、素质指标每周周日下午2点在邢台学院体育学院体育基础实验室测试,生化指标委托专门医疗体检机构测试。

对于中途因疾病或事假,不能按照计划执行实施逯博士健康管理方案的实验对象予以淘汰。

1.4 测试指标

形态指标：身高、体重、腹围、腰围、臀围、上臂围、大腿围。

机能指标：肺活量、血压、体成分。

素质指标：坐位体前屈、握力、选择反应时。

生化指标：血糖、甘油三酯、低密度脂蛋白、高密度脂蛋白、尿酸、谷丙转氨酶。

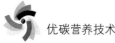
1.5 研究方法

实验法:逯博士健康管理方案包括 ① 低糖饮食:限制主食等高糖类食物，其他低糖类食物如各种荤菜 (鱼、肉、豆、蛋、奶等) 和素菜 (除块茎类和粉条类) 正常摄入; ② 营养强化:补充多种微量元素，全面强化细胞必需营养; ③ 动静结合:每天至少进行两次 15 分钟以上的快走或跳操等有氧运动，每天至少静坐一次，每次 30 分钟[5]。研究对象均给予 42 天的逯博士健康管理方案，对比分析实验前后，研究对象的形态、机能、素质、生化等指标的变化。

统计学方法:运用 SPSS 18.0 统计学软件进行数据分析，数据结果以 x̄±S 表示，采用独立样本 t 检验，以 $P<0.05$ 或 $P<0.01$ 表示差异有统计学意义。

2　研究结果与分析

2.1　实验前后形态指标变化结果

表 3　男生形态指标实验结果 (x̄±S,N=9)

项目	实验前	实验后	P 值
体重　(kg)	97.28±13.08	86.29±10.96	0.071
腹围　(cm)	107.89±8.28	95.94±8.06**	0.007
腰围　(cm)	108.55±7.63	97.33±8.31**	0.009
臀围　(cm)	115.22±6.76	107.22±6.72*	0.023
上臂围 (cm)	41.44±11.34	32.56±3.52*	0.039
大腿围 (cm)	62.67±9.11	62.61±5.30	0.988

注:与实验前比较，*$P<0.05$ 显著性差异; ** $P<0.01$ 非常显著性差异。

表 4　女生形态指标实验结果 (x̄±S,N=12)

项目	实验前	实验后	P 值
体重　(kg)	83.45±11.35	76.44±10.34	0.166
腹围　(cm)	96.75±9.46	90.65±9.69	0.172
腰围　(cm)	101.30±8.16	93.05±12.67	0.101
臀围　(cm)	113.40±6.22	106.95±5.50*	0.024
上臂围 (cm)	34.70±4.76	32.95±2.76	0.328
大腿围 (cm)	66.00±2.91	63.85±2.89	0.114

注:与实验前比较，*$P<0.05$ 显著性差异; ** $P<0.01$ 非常显著性差异。

由表3、表4中可以看到，经过逯博士健康管理方案调理后，男生、女生的形态指标均有减小的趋势;男生除体重和大腿围外，实验前后都具有显著性差异，其中腰围、腹围具有非常显著性差异;女生除臀围实验前后具有显著性差异外，其他指标有减小趋势，但差异不具有统计学意义。

通过表3、4指标的结果，可以发现经过42天逯博士健康管理方案的干预后，男生、女生体重都有明显的减轻，这尤其反映在腹围、腰围和臀围上，但男生减重要大于女生，这可能与男生

的身高和原体重都大于女生有关。

2.2　实验前后机能指标变化结果

由表5、表6中可以看到，经过逯博士健康管理方案调理后，除女生蛋白质含量略有增加外，男生、女生体成分其他项指标均有减小趋势;男生体脂肪量、内脏脂肪含量及皮下脂肪含量和身体脂肪率实验前比较减少均具有显著性差异;女生 BMI 和身体脂肪率和实验前比较具有显著性差异，其他指标差异不具有统计学意义。

表 5　男生体成分实验结果(x̄± S，N=9)

项目	实验前	实验后	P 值
BMI	32.14±4.13	28.47±3.34	0.054
去脂体重　(kg)	64.49±5.71	61.70±6.01	0.328
肌肉量　(kg)	61.15±5.43	58.50±5.71	0.327
推定骨量　(kg)	3.22±0.31	3.20±0.30	0.412
身体水分　(kg)	41.58±4.34	39.92±4.44	0.336
蛋白质　(kg)	19.63±2.07	18.64±2.13	0.332
脂肪量　(kg)	32.81±8.43	24.80±5.90*	0.033
内脏脂肪含量 (kg)	6.83±2.62	4.50±1.58*	0.036
皮下脂肪含量 (kg)	25.96±5.81	20.29±4.31*	0.032
身体脂肪率	33.28±4.41	28.36±3.53*	0.019

注:与实验前比较，*$P<0.05$ 显著性差异; ** $P<0.01$ 非常显著性差异。

表 6　女生体成分实验结果(x̄± S，N=12)

项目	实验前	实验后	P 值
BMI	31.33±2.84	28.59±2.40*	0.032
去脂体重　(kg)	45.08±4.33	44.78±4.20	0.873
肌肉量　(kg)	42.33±3.96	42.02±3.85	0.861
推定骨量　(kg)	2.75±0.37	2.75±0.36	1.000
身体水分　(kg)	34.24±3.37	33.38±3.34	0.574
蛋白质　(kg)	8.12±1.49	8.68±1.09	0.352
脂肪量　(kg)	38.39±8.18	31.72±7.21	0.069
内脏脂肪含量 (kg)	6.50±2.63	4.70±1.94	0.098
皮下脂肪含量 (kg)	31.88±5.63	27.01±5.30	0.062
身体脂肪率	45.65±4.022	41.09±4.33*	0.025

注:与实验前比较，*$P<0.05$ 显著性差异; ** $P<0.01$ 非常显著性差异。

通过表5、6可以发现，减重主要来自脂肪，包括内脏脂肪和皮下脂肪，而且身体水分、蛋白质、肌肉量基本稳定，这是身体机能和素质提高的基础。

由表7、表8中可以看到，经过逯博士健康管理方案调理后，男生、女生肺活量均有提高，但提高的差异不具统计学意义;同时除女生收缩压和实验前比差异显著外，男生的收缩压、舒张压及女生舒张压和实验前比较均有非常显著性差异。

通过表7、8指标的结果，可以发现经过42

表 7　男生机能指标实验结果(x̄±S, N=9)

项目	实验前	实验后	P 值
肺活量 (ml)	3 853.11±468.98	4 189.67±406.57	0.123
收缩压(mmHg)	145.11±13.61	121.89±10.47**	0.001
舒张压(mmHg)	90.56±10.01	76.22±7.25**	0.003

注：与实验前比较，*P<0.05 显著性差异；** P<0.01 非常显著性差异。

表 8　女生机能指标实验结果(x̄±S, N=12)

项目	实验前	实验后	P 值
肺活量 (ml)	2824.00±394.79	3058.10±555.07	0.291
收缩压(mmHg)	128.90±11.86	115.10±12.67*	0.022
舒张压(mmHg)	84.40±7.59	72.10±6.84*	0.001

注：与实验前比较，*P<0.05 显著性差异；** P<0.01 非常显著性差异。

天逯博士健康管理方案的干预后，男生、女生肺活量均有明显提高，说明机体有氧工作能力得到提高；男生、女生血压均有明显下降，尤其男生，趋于正常血压值，这可能与血脂下降有关，董晓梅等在《利用面板数据模型研究血脂对血压的影响》中指出，血脂四项中，总胆固醇不能影响血压，甘油三酯增高会导致舒张压上升，高密度脂蛋白增高会降低收缩压，低密度脂蛋白增高会导致收缩压与舒张压的上升[6]。

2.3　实验前后素质指标变化结果

表 9　男生素质指标实验结果(x̄±S, N=9)

项目	实验前	实验后	P 值
坐位体前屈 (cm)	2.98±8.80	9.44±7.58	0.114
左握力 (kg)	51.34±10.26	47.86±8.06	0.436
右握力 (kg)	54.10±9.38	56.03±9.33	0.667
选择反应时 (s)	0.546±0.06	0.483±0.06*	0.041

注：与实验前比较，*P<0.05 显著性差异；** P<0.01 非常显著性差异。

表 10　男生素质指标实验结果(x̄±S, N=12)

项目	实验前	实验后	P 值
坐位体前屈 (cm)	10.26±3.72	15.02±3.72*	0.010
左握力 (kg)	29.28±4.78	31.77±5.60	0.299
右握力 (kg)	33.14±5.76	33.05±5.22	0.971
选择反应时 (s)	0.646±0.08	0.526±0.08**	0.004

注：与实验前比较，*P<0.05 显著性差异；** P<0.01 非常显著性差异。

由表 9、表 10 中可以看到，经过逯博士健康管理方案调理后，男生、女生坐位体前屈均有提高，其中女生提高具有显著性；握力男生左手略有下降，右手略有提升，女生握力左手稍有提升，右手微升下降；选择反应时男生、女生均有变快，与实验前比较男生显著性提高，女生非常显著性

提高，但男生选择反应时总体优于女生，而坐位体前屈女生总体又优于男生。

通过表 9、10 指标的结果，可以发现经过 42 天逯博士健康管理方案的干预后，反映身体柔韧性的坐位体前屈和反映灵敏性的选择反应时，男生、女生均有统计学显著差异改善，这与杨新等《体质指数与大学生体质健康指标相关关系的研究》发现一致，即 BMI 与肺功能、有氧运动能力、下肢爆发力与速度灵敏均有非常显著负面影响[7]。

2.4　实验前后血液生化指标变化结果

表 11　男生生化指标实验结果(x̄±S, N=9)

项目	实验前	实验后	P 值
空腹血糖 (mmol/L)	5.561±0.36	5.182±0.45	0.065
总胆固醇 (mmol/L)	4.347±0.80	3.695±0.66	0.079
甘油三酯 (mmol/L)	1.400±0.60	1.282±0.47	0.649
高密度脂蛋白 (mmol/L)	1.090±0.20	1.018±0.15	0.393
低密度脂蛋白 (mmol/L)	2.517±0.614	1.931±0.51*	0.043
谷丙转氨酶(UI/L)	54.312±62.49	42.839±47.31	0.666
尿酸(μmol/L)	419.729±79.60	380.033±64.16	0.261

注：与实验前比较，*P<0.05 显著性差异；** P<0.01 非常显著性差异。

表 12　女生生化指标实验结果(x̄±S, N=12)

项目	实验前	实验后	P 值
空腹血糖 (mmol/L)	5.112±0.37	5.175±0.33	0.691
总胆固醇 (mmol/L)	4.307±0.58	3.777±0.64	0.067
甘油三酯 (mmol/L)	1.070±0.42	1.235±0.89	0.603
高密度脂蛋白 (mmol/L)	1.220±0.31	1.056±0.21	0.179
低密度脂蛋白 (mmol/L)	2.435±0.49	1.959±0.41*	0.030
谷丙转氨酶(UI/L)	18.876±12.51	28.929±13.99	0.108
尿酸(μmol/L)	349.423±60.26	297.00±66.33	0.081

注：与实验前比较，*P<0.05 显著性差异；** P<0.01 非常显著性差异。

由表 11、表 12 中可以看到，经过逯博士健康管理方案调理后，男生血液生化指标均呈下降趋势，其中低密度脂蛋白与实验前比较差异具有显著性；女生的血液生化指标空腹血糖、甘油三酯及谷丙转氨酶均有轻微升高趋势，其余指标均呈下降趋势，其中低密度脂蛋白与验前比较差异

优碳营养技术

具有显著性。

通过表 11、12 指标的结果,可以发现经过 42 天逯博士健康管理方案的干预后,男生血液生化指标均呈下降趋势,女生除空腹血糖、甘油三酯、谷丙转氨酶稍有上升外,其余指标也呈下降趋势,尤其是心脑血管疾病危险因素代表的低密度脂蛋白下降显著,这表明机体内环境正朝有利于心血管疾病预防的方向转变。

3　结论

通过上述分析,可见逯博士健康管理方案安全、快速、有效,对青年大学生改善肥胖状况,提高身体素质有明显的作用。科学健康的生活习惯,对维持和促进身体健康有非常积极的意义。

4　建议

① 人类的健康,除了遗传和医疗、生活社会环境等因素外,有 60%受生活习惯的影响,科学健康的生活习惯有助于维持和促进体质健康[5],因此学校应加强科学生活方式引导,开展《均衡营养膳食》等课程以及食堂开启"营养餐"窗口。

② 适量运动是单纯性肥胖的预防和改善有效的途径之一,体育锻炼必须是有一定强度的、有计划的、有目的的、有坚持的持续运动[9],因此学校应多开展运动相关讲座以及丰富的课余活动和赛事。

参考文献:

[1]付东.大学生体育态度与体质健康的调查研究及相关性分析[J].北京体育大学学报,2014,37(06):76-79+103.

[2]中国学生体质与健康研究组.2010 年中国学生体质与健康调研报告[M].北京:高等教育出版社,2012.73-78.

[3]尹小俭,杜建强,季浏,等.中国大学生体质健康变化趋势的研究[J].北京体育大学学报,2012,35(09):79-84.

[4]马文慧.大学生肥胖的现状与体质健康的相关性研究[J].当代体育科技,2016,6(32):114+116.

[5]逯明福.用生活方式解决生活方式病[M].北京:中医古籍出版社,2015.

[6]董晓梅,杨建卫,庞敏慧,等.利用面板数据模型研究血脂对血压的影响[J].实用预防医学,2018,25(02):129-132.

[7]杨新,盛燕茶.体质指数与大学生体质健康指标相关关系的研究[J].湖北体育科技,2006,(01):44-46.

[8]刘少洁.中日大学生体质健康及生活习惯的比较研究[D].华东师范大学,2016.

[9]杨瑞鹏,王海潮,王建利,等.大学生规律性体育锻炼的现状调研与分析[J].山西农经,2016,(14):107-108.

3.《代餐饮食主导的生活方式管理对 2 型糖尿病患者的影响》，发表于《中国慢性病预防与控制》2019 年 1 月第 27 卷第 1 期

中国慢性病预防与控制 2019 年 1 月第 27 卷第 1 期　Chin J Prev Contr Chron Dis，January 2019，Vol. 27，No. 1　· 65 ·

·营养与健康·

代餐饮食主导的生活方式管理对 2 型糖尿病患者的影响

张倩[1]，张永莉[1]，逯明福[2]，杜彩霞[2]

1.陕西省延安大学附属医院，陕西　延安 716000；2. 北京逯博士行为医学研究院

摘要：目的　探讨代餐饮食主导的生活方式管理对 2 型糖尿病防治的效果，为 2 型糖尿病的防治探索简便有效的干预方法。**方法**　于 2017 年 3–8 月选取 132 例在延安大学附属医院诊治的 2 型糖尿病患者，根据患者意愿将其分为干预组和对照组，各 66 例，干预 42 d。干预组给予代餐包辅以个性化餐单、有氧运动、一对一健康指导的综合干预手段进行干预；对照组予以传统的糖尿病饮食兼有氧运动并根据病情予以降糖药物。比较两组干预前和干预结束后第 16 天停药减药情况及体重、身体脂肪率（简称体脂率）、体质指数（BMI）、内脏脂肪率（简称内脂率）、腰围，空腹血糖（FPG）、糖化血红蛋白（$HbA1_C$）、空腹胰岛素（FINS）、胰岛素抵抗指数（HOMA–IR）、甘油三酯（TG）、总胆固醇（TC）、高密度脂蛋白胆固醇（HDL–C）和低密度脂蛋白胆固醇（LDL–C）的变化情况。用 SPSS 22.0 软件进行配对 t 检验、独立样本 t 检验和 χ^2 检验。**结果**　干预期间，干预组停药、减药率为 90.9%（60/66），对照组无停药减药者。干预前，两组患者体脂率、TG、TC、HDL–C、LDL–C、FPG、FINS、$HbA1_C$ 水平比较，差异均无统计学意义（$P>0.05$）；干预组体重、内脂率、腰围、BMI、HOMA–IR 较对照组高，差异均有统计学意义（$P<0.05$）。干预后，干预组体重、BMI、腰围、体脂率和内脂率均较干预前下降，对照组仅 BMI、体脂率较干预前降低，差异均有统计学意义（$P<0.05$）。干预后，干预组 FPG、FINS、HOMA–IR、$HbA1_C$、TG、TC 和 LDL–C 水平均较干预前降低，HDL–C 水平较干预前升高，差异均有统计学意义（$P<0.05$）。干预后，对照组仅 TC 水平较干预前降低，差异有统计学意义（$P<0.05$）；FPG、FINS、HOMA–IR、$HbA1_C$、TG、TC 和 LDL–C 水平与干预前比较，差异均无统计学意义（$P>0.05$）。干预组干预前后体重、BMI、腰围、体脂率、内脂率、TG、TC、LDL–C、HDL–C、FPG、FINS、$HbA1_C$、HOMA–IR 差值变化均较对照组显著，差异均有统计学意义（$P<0.05$）。干预期间，两组各有 3 例患者出现低血糖反应，差异无统计学意义（$P>0.05$）。**结论**　对 2 型糖尿病患者进行代餐饮食主导的生活方式管理可以有效减重、控制血糖、调节血脂、减轻胰岛素抵抗，并可在干预期间停药或减少降糖药物的剂量。

关键词：代餐饮食；生活方式管理；糖尿病，2 型；血糖；血脂

中图分类号：R587.1　**文献标志码：**B　**文章编号：**1004–6194（2019）01–0065–04

2 型糖尿病是由胰岛素分泌不足或作用不足引起的慢性代谢性疾病[1]。饮食控制是糖尿病综合治疗的基础，可以有效地减重、降糖[2]。但传统的饮食控制具有难以量化、依从性差、不易坚持等缺点，所以降糖减重效果有限，不被医患重视。因此，探索一套科学、简便、有效且便于长期坚持的防治方法，是目前糖尿病防治的目标。本研究将代餐饮食与运动、个性化餐单、一对一健康指导相结合用于 2 型糖尿病的干预，观察其对 2 型糖尿病患者的干预效果，报道如下。

1　对象与方法

1.1　*对象*　2017 年 3–8 月，选取在延安大学附属医院就诊的 132 例 2 型糖尿病患者为研究对象。根据患者意愿分为干预组和对照组，各 66 例。纳入标准：(1) 均符合 1999 年 WHO 糖尿病诊断标准[3]；(2) 年龄为 20~60 岁。排除标准：(1) 1 型糖尿病和继发性糖尿病；(2) 合并严重系统性疾病及感染；(3) 肝肾功能异常者。该研究已获得陕西省疾病预防控制中心伦理审查委员会批准，研究对象均签署知情同意书。

1.2　*方法*　对照组：给予由专科医师制定的常规干预方案（包括传统的糖尿病饮食及运动干预）。干预组：给予代餐包辅以个性化餐单、有氧运动、一对一健康指导的综合干预手段。两组均干预 42 d。两组患者在干预期间均由三级医院的专科医生根据患者的病情需要选择相应的降糖、降脂、降压药治疗，门诊或电话、微信随访。干预后每 3 d 通过微信或者电话跟踪随访，为期半个月。干预组：给予代餐饮食主导的生活方式管理方案干预 1 个疗程（42 d），由强化营养餐包、个性化餐单，有氧运动及健康顾问一对一指导 4 部分组成。(1) 强化营养餐包由逯博士健康管理公司延安分公司提供，主要成分：大豆分离蛋白粉、大豆卵磷脂、玉米纤维粉、针叶樱桃提取物等；(2) 个性化餐单：根据研究对象的体重及工作性质制定个性化餐单，前 5 周主要是定量的蔬菜水果及蛋白类食物，最后 1 周午餐及晚餐加 50 g 杂粮馒头；(3) 有氧运动：入选患者每天做 2 遍健康五行操，加适量走路或其他运动；(4) 健康顾问一对一指

DOI：10.16386/j.cjpccd.issn.1004–6194.2019.01.018

基金项目：陕西省延安市科技惠民资助项目（2017HM09）

作者简介：张倩，硕士研究生在读，住院医师，主要从事糖尿病及其并发症的防治，E–mail：731017242@qq.com

通信作者：张永莉，E–mail：zyl_1218@sina.com

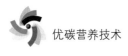

导：每名入选患者均配备一名经过培训的、有经验的健康顾问进行一对一的沟通指导（指导内容包括调理前需要注意的事项、菜单解读、工具使用、餐包的服用及餐单的执行情况），干预期间每天沟通指导，了解体重、血糖变化情况。

1.3　观察指标　由延安大学附属医院体检科专业人员分别在干预方案实施前 1 天早上 7:00 和干预结束后第 16 天早 7:00 对研究对象进行相同的体格检查和实验室检测。体格检查包括身高、体重、体质指数（BMD）、腰围、内脂率和体脂率。采用标准方法测量身高、体重、腰围并计算 BMI，BMI（kg/m²）=体重/身高²。采用 Inbody 720 型人体成分测定仪（韩国 Biospace 公司）测量身体脂肪率（简称体脂率）和内脏脂肪率（简称内脂率）。实验室检查包括空腹血糖（FPG）、糖化血红蛋白（HbA1c）、空腹胰岛素（FINS）、稳态模型胰岛素抵抗指数（HOMA-IR）、甘油三酯（TG）、总胆固醇（TC）、高密度脂蛋白胆固醇（HDL-C）和低密度脂蛋白胆固醇（LDL-C）。两组患者禁食 8 h 以上，次日早晨 7:00 分别用促凝管和抗凝管采集空腹静脉血 5 和 8 ml，现场分离血清并进行常规生化检测；预留全血 72 h 内统一检测 HbA1c 和 FINS。用 AU2700 型全自动生化分析仪（美国 贝克曼库尔特公司）测定 FPG、TC、TG、LDL-C 和 HDL-C。用 VARANT IITURBO 型 HbA1c 测定仪（美国伯乐公司）测定 HbA1c。用 SN-695B 智能放免γ测量仪（上海核所日环光电仪器有限公司）测定 FINS。采用稳态模型计算 HOMA-IR：HOMA-IR= FPG×FINS/22.5。观察并记录两组干预期间及干预后第 16 天的停药减药情况，不良反应情况。

1.4　统计学分析　所有数据均由双人录入 EpiDada 3.1，整理后用 SPSS 22.0 软件进行统计学分析。计量资料用 $\bar{x}\pm s$ 表示。同组间干预前后比较用配对 t 检验，两组间比较用独立样本 t 检验。计数资料的比较用 χ^2 检验。检验水准 α=0.05。

2　结果

2.1　两组糖尿病患者干预前后一般资料比较　本研究共纳入 132 例 2 型糖尿病患者，年龄为 20~60 岁。干预组 66 例，其中男性 43 例，女性 23 例，平均年龄为（49.4±6.3）岁，平均病程为（7.74±4.43）年；对照组 66 例，其中男性 41 例，女性 25 例，平均年龄为（48.6±7.3）岁，平均病程为（7.39±4.75）年，两组年龄、性别及病程比较，差异均无统计学意义（P>0.05）。基线时，干预组体重、BMI、腰围、内脂率水平均高于对照组，差异均有统计学意义（P<0.05）；干预组体脂率水平与对照组比较，差异无统计学意义（P>0.05）。干预后，干预组体重、BMI、腰围、体脂率、内脂率水平较干预前下降，差异均有统计学意义（P<0.05）。干预后，对照组 BMI、体脂率水平较干预前下降，差异均有统计学意义（P<0.05）。干预后，两组患者体重、BMI、腰围、体脂率、内脂率水平比较，差异均无统计学意义（P>0.05）。干预组体重、BMI、腰围、体脂率、内脂率干预前后差值均高于对照组差值，差异均有统计学意义（t 值分别为 10.67、9.28、7.39、5.30 和 4.04，P<0.05）（见图 1）。

2.2　两组糖尿病患者干预前后糖代谢相关指标比较　干预前，干预组 HOMA-IR 高于对照组，差异有统计学意义（P<0.05）；两组患者 FPG、FINS、HbA1c 水平比较，差异均无统计学意义（P>0.05）。干预后，干预组 FPG、FINS、HOMA-IR、HbA1c 较干预前下降，差异均有统计学意义（P<0.05）。干预后，对照组 FPG、FINS、HOMA-IR、HbA1c 水平与干预前比较，差异均无统计学意义（P>0.05）。干预后，两组患者 FPG、FINS、HOMA-IR、HbA1c 水平比较，差异均无统计学意义（P>0.05）。干预组干预前后 FPG、FINS、HbA1c、HOMA-IR 差值变化均对照组差值显著，差异有统计学意义（t 值分别为 3.49、2.99 和 2.39，Z 值为-5.12，P<0.05），（见图 2）。

2.3　两组糖尿病患者干预前后脂代谢相关指标比较　干预前，两组患者 TG、TC、LDL-C、HDL-C 水平比较，差异均无统计学意义（P>0.05）。干预后，干预组 TG、TC、LDL-C 水平较干预前下降，HDL-C 较干预前升高，差异均有统计学意义（P<0.05）。干预后，对照组 TC 较干预前下降，差异有统计学意义（P<0.05），TG、LDL-C、HDL-C 水平与干预前比较，差异均无统计学意

表 1　两组患者干预前后临床资料的比较（$\bar{x}\pm s$）

组别	时间	例数	体重（kg）	BMI（kg/m²）	腰围（cm）	体脂率（%）	内脂率（%）
干预组	干预前	66	77.15±13.01	27.17±3.55	98.1±10.84	29.03±6.13	12.61±5.72
	干预后	66	70.49±11.05	25.05±3.11	91.06±9.63	25.76±5.95	9.63±3.54
t 值			16.84	13.94	11.68	14.12	8.76
P 值			<0.05	<0.05	<0.05	<0.05	<0.05
对照组	干预前	66	70.37±13.03ᵃ	25.23±3.71ᵃ	90.76±12.13ᵃ	27.07±5.47	9.89±4.73ᵃ
	干预后	66	69.61±12.64	24.87±3.53	89.73±11.66	25.79±5.49	9.56±4.06
t 值			1.93	3.12	1.85	4.74	0.59
P 值			0.06	<0.05	0.07	<0.05	0.56

注：与干预组基线比较，ᵃP<0.05；BMI.体质指数。

中国慢性病预防与控制 2019 年 1 月第 27 卷第 1 期　Chin J Prev Contr Chron Dis，January 2019，Vol. 27，No. 1　· 67 ·

表 2　两组患者干预前后糖代谢指标比较（$\bar{x}\pm s$）

组别	时间	例数	FPG (mmol/L)	FINS (mU/L)	HOMA-IR	HbA1c (%)
干预组	干预前	66	9.25±3.12	39.12±55.92	16.25±23.34	10.11±14.10
	干预后	66	7.46±2.69	26.03±17.39	8.30± 9.08	7.20± 4.64
t 值			5.41	2.56	3.58	2.38
P 值			<0.05	<0.05	<0.05	<0.05
对照组	干预前	66	8.55±3.54	26.95±29.52	8.46± 8.09*	8.67±11.05
	干预后	66	8.20±3.32	33.79±49.31	10.86±14.96	8.73±12.09
t 值			1.45	-1.60	-1.93	-0.28
P 值			0.15	0.12	0.06	0.78

注：与干预组基线比较，*P<0.05；FPG.空腹血糖；HbA1c.糖化血红蛋白；FINS.空腹胰岛素；HOMA-IR.稳态模型胰岛素抵抗指数。

义（P>0.05）。干预组 TG、TC、LDL-C 和 HDL-C 差值变化均较对照组显著，差异均有统计学意义（Z 值分别为：-3.74、-2.07、-2.70 和 -6.15，P<0.05），见表 3。

表 3　两组患者干预前后脂代谢指标比较（$\bar{x}\pm s$，mmol/L）

组别	时间	例数	TG	TC	LDL-C	HDL-C
干预组	干预前	66	2.58±2.67	5.15±1.55	3.02±0.89	1.17±0.31
	干预后	66	1.64±0.96	4.54±0.89	2.74±0.74	1.26±0.25
t 值			3.12	3.35	2.78	-2.79
P 值			<0.05	<0.05	<0.05	<0.05
对照组	干预前	66	2.21±2.57	4.98±0.87	2.89±0.83	1.22±0.39
	干预后	66	1.98±1.41	4.77±0.97	2.83±0.95	1.44±1.24
t 值			0.91	2.07	0.74	-1.43
P 值			0.37	0.14	0.46	0.16

注：TG.甘油三酯；HDL-C.高密度脂蛋白胆固醇；LDL-C.低密度脂蛋白胆固醇；TC.总胆固醇。

2.4　两组糖尿病患者干预前后用药情况　干预期间，干预组有 43 例患者停用降糖药物，停药率为 65.15%（43/66），有 17 例患者减少了降糖药物剂量，减药率为 25.76%（17/66）。对照组无停药及减药者。
2.5　不良反应情况　干预过程中，干预组有 3 例患者出现低血糖反应，经减药或停药后好转，1 例血压偏低，经增加食盐摄入量后好转；对照组也有 3 例出现过低血糖。两组患者不良反应发生情况比较，差异无统计学意义（P>0.05）。

3　讨　论

胰岛素抵抗和胰岛素分泌不足是 2 型糖尿病的主要发病机制。良好的血糖控制能够延缓微血管、大血管并发症的发生与发展，是防治糖尿病慢性并发症的核心[4]。肥胖可以导致胰岛素抵抗，是 2 型糖尿病发病的危险因素，控制 BMI 可以降低 2 型糖尿病的发病危险[5]。HbA1c 可以反映近 3 个月的平均血糖水平，不受其他因素的影响，还能预测慢性并发症的风险性。血

脂异常可使动脉粥样硬化的危险性增加，血糖代谢与血脂代谢有着密切的联系，血糖异常人群糖尿病的患病率会显著升高[6]。因此，调脂可延缓糖尿病的进程、减少并发症的发生，尤其是预防冠心病。

本研究对 66 例 2 型糖尿病患者进行了代餐饮食主导的生活方式管理，结果显示，干预患者体重、BMI、腰围、体脂率、内脂率、FPG、FINS、HOMA-IR、HbA1c、TG、TC、LDL-C 和 HDL-C 水平较干预前均得到显著改善。本研究还与传统的糖尿病饮食及运动管理方式做了相应的比较，结果显示，与传统的糖尿病饮食及运动管理方式相比，代餐饮食主导的生活方式管理在改善患者的体重、腰围、BMI、内脂率、体脂率、FPG、FINS、HOMA-IR 和 HbA1c 方面的效果更为显著。此外，本研究显示代餐饮食主导的生活方式管理可以减少 2 型糖尿病患者降糖药物的剂量，甚至停药，而传统的糖尿病饮食及运动管理则无此疗效。除极少数患者因进食量少而发生低血糖外，两种生活方式管理方案均无明显不良反应。但本研究入选者病程跨度大、样本量较少、研究周期短等对数据有所影响，有待进一步加强。代餐饮食主导的生活方式管理方案中强化的营养代餐包及个性化菜单含有麦芽糊精、抗性淀粉等独特的缓释碳水化合物，通过缓慢吸收、消化而平缓餐后血糖[7]；此外单不饱和脂肪酸可部分替代高碳水化合物，可以改善血脂代谢，减少胰岛素用量[8]。代餐包富含大豆纤维和低聚果糖，大豆纤维中的异黄酮具有葡萄糖苷酶抑制活性，从而通过抑制小肠吸收糖而达到降糖作用；低聚果糖是一种水溶性膳食纤维，可增加食物的黏性，阻隔营养素在胃肠道的吸收，达到降低血糖和胰岛素水平的目的[9]。有氧运动可以提高胰岛素敏感性，促进外周组织对葡萄糖的利用而降低血糖；并可以减轻体重，消耗体内多余的脂肪，使脂肪供能，改善内脏脂肪堆积。Post 等[10]的 Meta 分析显示，膳食纤维能使 HbA1c 平均下降 0.26%。而低聚果糖可降低 2 型糖尿病患者空腹血糖，随着剂量的增高，血糖下降的幅度更为明显[11]。有相关研究以大豆膳替代对 2 型糖尿病患者进行干预，6 个月后在 FPG、HbA1c 降低的同时减少了降糖药物的用量，且效果优于传统的糖尿病饮食管理[12]。Harder 等[13]研究表明，膳食替代可以有效降低 2 型糖尿病患者的 FPG、HbA1c 和 FINS。多项研究指出，饮食加运动的生活方式干预可以改善糖尿病患者的血糖、血压、血脂和体重等多重危险因素，对延缓糖尿病发生也有明显效果[14-15]。

综上所述，代餐饮食主导的生活方式管理可以有效改善 2 型糖尿病患者的糖脂代谢，降低体重、体脂率和内脂率等重要指标，从而延缓 2 型糖尿病的进展。饮食加运动的生活方式管理是 2 型糖尿病防治的基础，但传统的生活方式管理，难以量化，患者依从性差，效

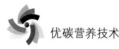

果往往不尽如人意。代餐饮食主导的生活方式管理方案通过对患者的饮食结构及运动进行干预，根据患者的体重、血糖、血脂等检查结果，制订属于每个患者的个性化饮食及运动方案（包括食物种类、量和运动方式、时间）并监督执行，这样实现了饮食及运动的量化，提高了患者的依从性，目的是使患者养成健康的生活习惯，长期坚持，从而达到减重、降脂、改善胰岛素抵抗、控制血糖。代餐饮食主导的生活方式管理方案可作为 2 型糖尿病防治的一种科学、简便的营养干预手段。

参考文献

[1] Yang SJ, Hwang SY, Choi HY, et al. Serum selenoprolein P levels in patients with type2 diabetes and predicable: implications for insulin resistance, inflammation, and therosclerosis[J] Clin Endocrinol Metab, 2011, 96(8): E1325-1329.

[2] Ciardullo AV, Brunettim M, Daghio MM, et al.Characteristics of type 2 diabetic patients cared for by general practitioners either with medical nutrition therapy alone or with hypoglycemic drugs[J].Diabetes Nutr Metab, 2004, 17(2): 120-123.

[3] 翁建平，纪立农，陆菊明，等.中国 2 型糖尿病防治指南(2013 年版)[J].中国糖尿病杂志，2014，22(8)：2-42.

[4] Ray KK, Seshasai SR, Wijesuriya S, et al.Effect of intensive control of glucose on cardiovascular outcomes and death in patients with diabetes mellitus: a meta-analysis of randomised controlled trials[J]. Lancet, 2009, 373(9677): 1765-1772.

[5] Nurk E, Tell GS, Vollset SE, et al. Plasma total homocysteine and hospitalizations for cardiovascular disease: the Hordaland Homocysteine Study[J].Am J Clin Nutr, 2002, 162(12): 1374-1381.

[6] 叶银，包玉，陆俊茜，等.社区血脂异常人群伴发高血糖的临床特点[J].上海医学，2009，32(5)：388-392.

[7] Jenkins DJ, Taylor RH, Wolever TM. The diabetic diet, dietary carbohydrate and differences in digestibility[J]. Diabetologia, 1982, 23(6): 477-484.

[8] Garg A, Bantle JP, Henry RR, et al. Effects of varying carbohydrate content of diet in patients with non-insulin-dependent diabetes mellitus[J].JAMA, 1994, 271(18) 1421-1428.

[9] Jenkins DJ, Wolever TM, Leeds AR, et al. Dietary fibres, fibre analogues, and glucose tolerance: importance of viscosity[J]. BMJ, 1978, 1(6124): 1392-1394.

[10] Post RE, Mainous RD, King DE, et al. Dietary fiber for the treatment of type 2 diabetes mellitus: a meta-analysis[J].J Am Board FamMed, 2012, 25(1): 16-23.

[11] 曾媛.医学营养治疗及低聚果糖干预对糖尿病患者血糖控制影响的研究[D].重庆：第三军医大学硕士论文集，2013：1-66.

[12] Li Z, Hong K, Saltsman P, et al. Long-term efficacy of soy-based meal replacements an individualized diet plan in obese type II DM patients: relative effects on weight loss, metabolic parameters, and c-reactive protein[J]. Eur J Clin Nutr, 2005, 59(3): 411-418.

[13] Harder H, Dinesen B, Astrup A, et al.The effect of a rapid weight loss on lipid profile and glycemic control in obese type 2 diabetic patients[J].Int J Obes Relate Metab Disord, 2004, 28(1): 2-180.

[14] 宋歌.生活方式干预对糖耐量受损人群患糖尿病风险影响的 Meta 分析[J].现代医学，2014，42(6)：622-627.

[15] Norris SL, Zhang X, Avenell A, et al. Long-term non-pharmacological weight loss interventions for adults with pre-diabetes[J].Cochrane Database Syst Rev, 2005, 28(1): 126-139.

收稿日期：2018-06-01 **修回日期**：2018-09-20 **本文编辑**：田光悌

（上接第 64 页）

[42] Lao XQ, Ma WJ, Sobko T, et al. Overall obesity is leveling-off while abdominal obesity continues to rise in a Chinese population experiencing rapid economic development: analysis of serial cross-sectional health survey data 2002-2010[J]. Int J Obes, 2015, 39(2): 288-294.

[43] Yiengprugsawan V, Caldwell BK, Lim LL, et al.Lifecourse urbanization, social demography, and health outcomes among a national cohort of 71 516 adults in Thailand[J]. Int J Popul res, 2011, 6(1): 1-16.

[44] Zhai F, Du S, Wang Z, et al. Dynamics of the Chinese diet and the role of urbanicity, 1991-2011[J]. Obesity Reviews, 2014, 15(S1): 16-21.

[45] 王俊，昌忠泽. 中国宏观健康生产函数：理论与实证[J]. 南开经济研究，2007，4(2)：20-42.

[46] 吉黎. 城市化有利于健康吗? 基于个体微观迁移数据的实证研究[J].世界经济文汇，2013，9(3)：18-28.

[47] 高博，赵娜，任晓晖，等.城市化发展对居民卫生服务需要及利用的影响分析[J]. 四川大学学报(医学版)，2013，44(2)：255-260.

[48] 万鑫. 广西综合城镇化水平研究[D].南宁：广西大学硕士论文集，2015：8-11.

[49] 王丽娟. 基于结构方程模型的我国省域城市化趋势研究[D].天津：天津财经大学硕士论文集，2014：1-16.

[50] 王晓蕾，苏畅，欧阳一非，等.不同城市化水平社区儿童青少年膳食结构变化趋势[J].营养学报，2016，38(2)：119-123.

[51] Tian X, Zhao G, Li Y, et al. Overweight and obesity difference of Chinese population between different urbanization levels[J]. J Rural Health, 2014, 14(30): 101-112.

[52] Angkurawaranon C, Wattanatchariya N, Doyle P, et al. Urbanization and Non-communicable disease mortality in Thailand: an ecological correlation study[J]. Trop Med Int Health, 2013, 18(2): 130-140.

[53] 杨贵军，王丽娟.我国省域城市化水平的测度[J].统计与决策，2015，7(1)：115-119.

[54] 杜帼男，蔡继明.城市化测算方法的比较与选择[J].当代经济研究，2013，11(10)：31-40.

[55] 牛文元.中国新型城市化报告 2012[M]. 北京：科学出版社，2012：262-301.

[56] 甄峰，席广亮.中国经济社会转型中城市化的质与量[J]. 规划师，2012，28(7)：11-15.

[57] 李爱国.新型城镇化背景下以人为本城市的评价研究[J].成都理工大学学报(社会科学版)，2014，22(4)：60-67.

[58] 樊红敏，李晨煜.社会学视角下新型城镇化评价体系研究[J].中共福建省委党校学报，2017，17(9)：79-86.

[59] 王智勇. 中国的城乡划分与城镇化评估—基于国际比较的视角[J].人口与经济，2018，18(2)：227-230.

[60] Poel EV, Odonnell O, Doorslaer EV. Is there a health penalty of China's rapid urbanization?[J]. Health Economics, 2012, 21(4): 367-385.

[61] Angkurawaranon C, Lerssrimonkol C, Jakkaew N, et al. Living in an urban environment and non-communicable disease risk in Thailand: Does timing matter?[J]. Health Place, 2015, 33: 37-47.

[62] 罗勇. 中国城市化面临的健康问题及对策[J]. 中国公共卫生，2010，26(12)：1532-1534.

[63] 曹红艳.城市化推进与居民健康之间关系研究[D].杭州：浙江大学硕士论文集，2016：25-27.

[64] 王冬.城中村人群健康：城市化进程中不可忽视的问题[J].医学与哲学(人文社会医学版)，2007，27(2)：31-33.

[65] 周启良.城市化对城市居民卫生服务需求的影响：基于我国 283 个地级及以上城市的经验证据[J].中国卫生经济，2014，33(12)：8-10.

[66] Mareike K, Erach B, Frauke K. Does rapid urbanization aggravate health disparities? Reflections on the epidemiological transition in Pune, India[J]. Glob Health Action, 2014, 7(7): 234-247.

收稿日期：2018-08-17 **修回日期**：2018-10-09 **本文编辑**：刘亚萍

4.《高尿酸血症健康教育研究进展》发表于《世界最新医学》2019年 5 月第 19 卷第 41 期

22　World Latest Medicine Information (Electronic Version) 2019 Vol.19 No.41

·综述·

高尿酸血症健康教育研究进展

曹净[1]，逯明福[1,2]，吉金山[1]

(1.延安大学医学院，陕西 延安；2.逯博士（延安）行为医学研究院，陕西 延安)

摘要：高尿酸血症是由于嘌呤代谢紊乱使尿酸生成增多和排泄减少所致的代谢性疾病。要想控制好高尿酸血症，除使用药物外，健康教育至关重要。现就高尿酸血症健康教育的需求、效果、模式、内容等方面进行综述，提出存在的问题并探讨今后高尿酸血症健康教育的发展方向。

关键词：高尿酸血症；健康教育；综述；痛风

中图分类号： R589.8　　**文献标识码：**A　　DOI: 10.19613/j.cnki.1671-3141.2019.41.012

本文引用格式：曹净，逯明福，吉金山.高尿酸血症健康教育研究进展[J].世界最新医学信息文摘,2019,19(41):22-23.

0 引言

尿酸是人类嘌呤化合物的终末代谢产物,嘌呤代谢紊乱导致高尿酸血症(Hyperuricemia, HUA)。目前我国约有HUA约1.2亿,约占总人口的10%[1]。国内尚无关于HUA流行病学的全国性调查,有研究显示我国大陆HUA的患病率约为13.3%(男性约为19.4%,女性约为7.9%)[2]。HUA及痛风已成为现代文明社会的常见病、多发病,已成为仅次于糖尿病的第二大代谢性疾病,与痛风、冠心病、高血压、动脉硬化、慢性肾病等[3]疾病密切相关。

HUA患者中只有10%左右发展为痛风并有临床表现[4],而大部分病人没有任何症状,因此人们对其危害性了解不足。目前我国高血压、糖尿病等慢性疾病的健康教育已日渐成熟,但HUA的健康教育还在逐步探索。怎样提高HUA的防治能力成为一个关键的问题。现将HUA健康教育的研究进展综述如下。

1 人群对健康教育的需求

现在普遍的问题是人群对HUA基本知识、饮食控制了解不深,尤其对HUA的自我保健、危害程度的相关知识掌握不够。Chen J等[5]对492例HUA患者及84名月坛社区全科医护人员进行自行设计问卷调查,结果显示HUA患者防治知识知晓率为33.2%,其中,95.5%患者有了解HUA相关健康知识的需求;医护人员防治知识知晓率为73.0%,其中,46.4%的医护人员正在进行HUA健康教育较重要或很重要。多元回归分析显示HUA是代谢综合征的一个重要因素[6],早期发现HUA对于干预代谢综合征至关重要[7]。因此,患者和健康人群需要普及HUA的相关知识。

2 健康教育在 HUA 患者防治中的效果

2.1 降低患者血尿酸水平

徐厚兰等[8]对1488患者分组调查研究显示,受观察组HUA好转率(78.6%)较对照组(22.56%)要高得多,说明健康教育干预措施对患者尿酸的水平有明显的降低作用。健康管理计划不仅能有效降低"四高"发生率,同时也能有效维护患者的肝功能和肾功能,促进个体的身体健康[9]。

2.2 提高患者治疗的依从性

牟丹[10]研究认为,通过健康教育干预,患者的治疗依从性明显显高,从而使患者的临床症状得到改善,应在临床中积极推广。Yang W等[11]对446名HUA患者调查研究表明,健康干预管理可以有效改善患者的知信行(KAP),调节生活方式和降低尿酸指数。HUA健康教育可以提高患者的依从

基金项目：延安市科学技术局惠民计划项目(No.2017HM-09)。

作者简介：曹净(1998–),男,延安大学医学院本科生,临床医学专业。

通信作者：逯明福(1973–)男,博士,延安大学医学院客座教授,研究方向：医学与哲学,E-mail：lumingfu@doctorlu.net。

性,提高对患者的治疗效果。

3 常用的健康教育模式

3.1 以医院为中心

以医院为中心的常用的健康教育模式有临床路径管理模式、循证护理模式、团队疗法模式等[12-13]。临床护理路径用于HUA的健康教育,能使护理人员建立知—信—行的健康教育理念,将健康教育和临床护理路径相结合符合现代生物—医学—心理的医学模式,更能体现"以疗养患者为中心"的疗养理念,更体现了健康教育的效果[14]。循证护理以证据为基础,开展链接式健康教育,建立护患互动、共同参与、动态管理的循证护理模式,有利于提高患者的依从性、降低血尿酸水平,预防并发症[15]。团体疗法模式在患者健康教育中较传统的一般的护理宣教在患者依从性、指标改善、患者满意度等方面优势明显[16]。

3.2 以社区为中心

针对社区慢性病管理中存在的问题给予实施健康教育,可以完善慢性疾病管理质量,改善居民的生活质量[17]。梁翠贤[18]对广州某社区180名患者调查研究显示,健康教育后观察组患者生活方式得到显著改善,进行适量运动、合理饮食、戒酒、控制体重,定期检测的比例要高于对照组。我国国民基础医学素养和疾病常识缺失,在社区开展健康教育,全科医生团队在社区指导并督促患者用药,能更好地规范长程降尿酸治疗;建立完整的健康档案及与社区家庭医生签约制度,将"互联网+"引入社区慢性疾病的管理中,可提高社区医疗资源使用利用率[19]。

3.3 一体化模式

一体化模式健康教育是一种新型的健康管理模式,采取早期随访和电话随访等一系列措施开展健康教育,针对患者的不同情况制定相应的出院计划和病情变化评估表[20]。目前该模式多应用于高血压、糖尿病等慢性病的防治,并取得了较满意的效果[21-22]。

4 HUA 健康教育内容

4.1 饮食指导

(1)避免食用的食物:过多食用嘌呤的食物会增加痛风和HUA的易感性。在痛风急性期严格限制嘌呤摄入少于150mg/d,海鲜、动物内脏等嘌呤含量高的食物应禁食,如猪肝、牡蛎、干贝、小鱼干、带鱼、三文鱼、秋刀鱼等[20]。一项前瞻性研究将饮料和果糖与男性痛风风险增加密切相关[24]。HUA 多合并脂、糖代谢紊乱,与高热量饮食的摄入有关[25]。(2)有益的食物:水果和蔬菜食用量多的人血尿酸水平较低[26]。咖啡的摄入量与人尿酸呈负相关,脱脂或低脂牛奶和酸奶也会降低痛风的发病风险[27]。适当补充维生素 B_{12} 和叶酸,可以降低HUA患者罹患痛风的风险[28]。当患者对传统饮食管理依从性差时,我们可以考虑代餐饮

食。研究显示代餐饮食主导的生活方式管理对 2 型糖尿病患者可以有效减重、控制血糖、调节血脂、减轻胰岛素抵抗[29]。

4.2 行为指导

饮酒和酒精是诱发痛风发作的重要因素之一，尤其在亚海地区啤酒是诱发痛风的主要原因[30]。肥胖是 HUA 重要的危险因素，肥胖人群中 HUA 的发病率更高[31]。研究显示生活干预对青年大学生肥胖体脂改善有显著作用[32]。因此我们有必要对 HUA 患者进行生活方式干预和行为指导，如戒烟戒酒、适度运动、保持体重等。

4.3 用药指导

治疗 HUA 应以预防为主，充分考虑患者病因，结合饮食和行为方式的治疗，指导患者正确用药，观察药物疗效，及时处理不良反应。在痛风急性发作期，及早(24h 以内)有针对性地使用非甾体消炎药，秋水仙碱和糖皮质激素可有效抗炎镇痛，提高患者生活质量。

5 结语

随着我国经济水平的提高，生活方式的改变，HAU 的患病率显著增加，沿海地区部分省市尤为严重，且其发病出现年轻化的趋势。并且 HUA 与心血管疾病、慢性肾病、2 型糖尿病等慢性非传染性疾病的发生有着密切的关系，危害人们的健康，对人们的生活质量产生诸多不良的影响，并给我的医疗卫生工作带来负担。所以有必要关注 HUA 的防治，关心 HUA 的健康教育，以此来减轻 HUA 带来的危害。

我国的 HUA 的健康教育尚有有多个问题亟待解决：①还须探索更为有效、新型的健康教育模式；②对 HUA 患者的健康教育还须深入开展；③ HUA 的教育人员缺乏正规、有效的培训；④ HAU 的社区健康教育有待深入开展和完善；⑤缺乏对 HUA 健康教育系统的效果评价和分析的方法。

参考文献

[1] 中国医师协会心血管内科医师分会.无症状高尿酸血症合并心血管疾病诊治建议中国专家共识 [J]. 中国医学前沿杂志,2010,2(3):49-55.

[2] Liu R, Han C, Wu D, et al. Prevalence of hyperuricemia and gout in mainland China from 2000 to 2014: a systematic review and meta-analysis[J].BioMed research international, 2015, 15(15):1-12.

[3] Sircar D, Chatterjee S, Waikhom R, et al. Efficacy of febuxostat for slowing the GFR decline in patients with CKD and asymptomatic hyperuricemia: a 6-month, double-blind, randomized, placebo-controlled trial[J].American Journal of Kidney Diseases,2015,66(6):945-950.

[4] 沈甲琼, 陈观连, 寥华铸, 等. 健康干预对某高校社区高尿酸血症的控制效果 [J]. 中国实用医药,2015,10(35):11-13.

[5] Chen J, Xueping DU. Survey on awareness of hyperuricemia among patients and medical personnel in Yuetan community in Beijing[J].Chinese Journal of General Practitioners,2016,15(3):194-197.

[6] Wei CY, Sun CC, Wei JCC, et al. Association between hyperuricemia and metabolic syndrome: an epidemiological study of a labor force population in Taiwan[J].BioMed research international,2015,15(7):369179.

[7] You L, Liu A, Wuyun G, et al. Prevalence of hyperuricemia and the relationship between serum uric acid and metabolic syndrome in the Asian Mongolian area[J].Journal of atherosclerosis and thrombosis,2014,21(4):355-365.

[8] 徐厚兰, 牟宝华, 耿桂飞, 等. 健康教育干预降低高脂血症及高尿酸血症效果评价 [J]. 护士进修杂志,2008,33(6):520-521.

[9] 逯明福,曹文,杜彩霞, 等.饮食与运动相结合的健康管理计划对四高人群的影响研究[J].中国民康医学,2017,29(15):85-88.

[10] 牟丹, 薛佳芬.健康教育对高脂血症及高尿酸血症的影响[J]. 实用临床护理学电子杂志,2017,2(38):43.

[11] Yang W, Chen X. Effects of health interventions for patients with hyperuricemia on knowledge-attitude-performance in community[J].Chinese Journal of General Practitioners,2015,14(4):282-284.

[12] 刘妮,金瑞华,凌陶.痛风病人健康教育模式的研究进展 [J].护理研究,2018,32(10):1506-1508.

[13] 张启新.糖尿病科健康教育研究进展 [J].继续医学教育,2012,26(3):59-62.

[14] 吴明兰, 于明秀, 程静.临床护理路径在高尿酸血症飞行员健康教育中的应用 [J]. 中国疗养医学,2012,24(11):1015-1017.

[15] 魏玉华, 王锦蓉.458 例无症状高尿酸血症危险行为及循证护理干预 [J]. 卫生职业教育,2011,29(10):132-133.

[16] 梁吒吒, 陈怡, 尤永森, 等. 团体疗法模式在痛风健康教育中的应用[J]. 中华关节外科杂志 (电子版),2016,10(2):155-158.

[17] 舒春梅.慢性疾病管理存在的问题及对策分析 [J]. 现代医学与健康研究电子杂志,2018,11(20):166,168.

[18] 梁翠贤, 麦允冷, 林美桂. 健康教育对社区高尿酸血症患者生活方式及品质健康水平的影响 [J]. 内科,2018,13(2):236-237.

[19] 刘川. 以全科医生团队为基础的社区高尿酸血症健康教育效果调查报告 [D]. 昆明 : 昆明医科大学.2016.

[20] 白艳峰.一体化模式健康教育对社区糖尿病患者干预效果的观察 [J]. 健康教育与健康促进,2017,12(2):175-176,181.

[21] 陈国伟,罗文婷.基于市民健康信息系统的区域慢病一体化防治管理模式探究 [J]. 中国慢性病预防与控制,2015,23(2):152-154

[22] 黄梅珍,黄映清,周克城, 等. 糖尿病患者一体化模式健康教育的效果分析 [J]. 护士进修杂志,2014,29(21):1955-1956.

[23] 刘震东.痛风患者的可食与不可食 [J]. 中医健康养生,2018,4(10):58-59.

[24] Choi HK, Curhan G. Soft drinks, fructose consumption, and the risk of gout in men: prospective cohort study[J].BMJ,2008,336(7639):309-312.

[25] 刘丽, 陈光亮.高尿酸血症与相关疾病 [J]. 时珍国医国药,2007,18(4):954-955.

[26] Tsai YT, Liu JP, Tu YK, et al. Relationship between dietary patterns and serum uric acid concentrations among ethnic Chinese adults in Taiwan Asia[J].Pac J Clin Nutr,2012,21(2):263-270.

[27] Z-gaga L, Theodoratou E, Kyle J, et al. The Association of Dietary Intake of Purine-Rich Vegetables, Sugar-Sweetened Beverages and Dairy with Plasma Urate, in a Cross-Sectional Study[J].Plos one,2012,7(6):e38123.

[28] 韦慧艳,唐振柱,熊润松, 等.高尿酸血症发生痛风的相关危险因素研究 [J]. 现代预防医学,2018,24(2):93-97.

[29] 张倩,张永莉,逯明福.代餐饮食主导的生活方式管理对 2 型糖尿病患者的影响[J]. 中国慢性病预防与控制,2019,27(1):65-68.

[30] 沈宁.饮酒与痛风发作风险相关性的 Meta 分析 [D]. 杭州 : 浙江大学,2018.

[31] 刘英, 曾勇.高尿酸血症与肥胖 [J]. 中国心血管杂志,2016,21(1):11-13.

[32] 白华, 王志丽, 李亚杰.道精士健康管理方案对大学生肥胖者体质影响的实证对比研究 [J]. 邢台学院学报,2018,33(4):170-173.

5.《高血压饮食疗法的研究进展》，发表于《中外医学研究》2019年9月第17卷第25期

综 述 Zongshu 《中外医学研究》第 17 卷 第 25 期（总第 429 期）2019 年 9 月

高血压饮食疗法的研究进展*

马靖① 吉金山① 逯明福①②

【摘要】 随着社会经济和生活水平的发展，高血压病已成为我国最常见的心脑血管疾病，近年来，高血压患病人群仍不断增长，并呈现年轻化趋势。目前国外及我国的一些医学专家认为，药物治疗只能暂时降低血压，而且药物的不良反应和费用会加重患者的负担，只有非药物治疗方法及多种方法联合应用时，治疗高血压病才会取得理想的效果，其中饮食疗法作为非药物疗法的一个重要组成部分，尤其是对早期轻度高血压的患者而言，适当的饮食治疗可使血压不需服用药物就可恢复到正常水平。本文主要对近年来高血压饮食疗法的最新进展进行综述。

【关键词】 饮食因素； 高血压； 饮食疗法； 综述

doi: 10.14033/j.cnki.cfmr.2019.25.078　　　文献标识码 A　　　文章编号 1674-6805(2019)25-0186-03

据最新公布的《中国心血管病报告(2017)》显示，心血管病现患人数约 2.9 亿，其中高血压患病人数就有 2.7 亿，随着 2017 年美国高血压新指南（即血压≥130/80 mm Hg 可诊断为高血压）的出现，高血压患病人群不断增加。原发性高血压病因未明，目前认为主要是 RAAS 与交感神经过度兴奋所致[1]，高血压病是由遗传因素和环境因素的相互作用所致的多因素、多环节、多阶段和个体差异性较大的疾病，不良的生活方式、饮食习惯、社会心理因素都是患病率上升和控制率低不可忽视的因素，其中饮食因素是最重要的因素之一[2]。本文主要阐述饮食因素与高血压之间的关系。

1 限钠补钾

1.1 食盐与血压的关系

食盐的主要成分是氯化钠，人体细胞外液中主要为钠离子和氯离子，钾离子存在于细胞内液中，正常情况下它们之间维持平衡。成人每天需要氯化钠为 3~5 g，钠离子和氯离子增多会引起细胞外液增多，使水钠潴留，随之出现细胞肿胀，可使管腔狭窄，外周阻力加大，另一方面使小动脉壁对缩血管物质的敏感性增加而引起小动脉痉挛，血压升高。付宇红[3]等通过对有高盐饮食习惯的住院患者进行分组研究得出长期限制食盐的摄入可有效降低血压，且降压程度与食盐的摄入量相关。根据各项调查显示，食盐摄入量越高，血压值越高，摄盐量与血压值存在正相关[4]，但是随着研究的不断深入，越来越多的研究结果表示，仅研究高钠盐摄入对血压的影响并不足以说明钠盐摄入量对血压的影响，低钠盐(<3 g/d)摄入也过可以激活肾素–血管紧张素–醛固酮和交感神经系统，还对血脂有不利影响，故低钠饮食也可直接对心血管系统产生不利影响[5]。

高钠盐与低钠盐摄入均易引发高血压，增加心血管疾病的风险，但钠盐摄入量与心血管疾病的关系需要更加深入地研究，故目前的钠盐饮食指导方针并不能准确指导钠盐摄入，更加准确的指导方针领不断完善。

1.2 钾与血压的关系

据调查饮食中的钾元素和血压呈负相关，钾能扩张血管，拮抗钠的升压作用[6]。Young 等[7]研究表明，血管平滑肌细胞外钾浓度增高时，胞膜上的钠钾泵及 Na⁺-H⁺-ATP 酶活性增高，使 Na⁺ 和 H⁺ 外流增多，Na⁺-Ca²⁺ 交换增加，使 Ca²⁺ 活性降低，血管舒张，外周阻力下降；进一步研究发现补钾还可抑制 Na⁺ 吸收，增加肾小球滤过率，促进 Na⁺ 排泄，使血容量降低、血压下降。

除了低钠饮食以外，高钾的饮食方式也有助于预防高血压，根据中国营养学会最新发布的膳食营养素参考摄入量，要想有效预防高血压之类的慢性疾病，每天要摄取 3 600 mg 的钾[8]。钾不仅可缓解钠盐升高血压和损伤血管的有害作用，还有预防中风的作用。

2 适量增加矿物质的摄入

2.1 钙与血压的关系

有研究表示，原发性高血压患者的血清总钙含量明显低于正常血压人群，且高血压患者细胞膜上的钙结合及转运蛋白存在缺陷，由于钙跨膜转运异常，细胞内钙水平可能有所增加，从而使患者的小动脉收缩[9]。钙降压及保护血管的机制可能是降低了肾素–血管管紧张素系统的活性、改善钠钾平衡及抑制血管平滑肌细胞收缩。

2.2 镁与高血压的关系

临床试验表明，补镁有降压的作用[10]。镁是一种天然的钙拮抗剂[11]，可以使弹性纤维免受钙沉积，保持血管弹性，增强局部血管扩张介质 (PG 和 NO) 的产生，并改变血管对各种血管活性性物质 (ET-1、AngⅡ和 CA) 的反应，从而产生降血压的作用[10]。同时镁缺乏可能与胰岛素抵抗、高血糖、脂代谢变化有关，这些变化可以使得血管硬化、弹性减弱，从而引起血压的变化。

钾、镁、钙均有降压作用，其在豆类、蔬菜、水果、奶类中含量较高。高血压患者应多进食豆制品、马铃薯、南瓜、大白菜、冬瓜、卷心菜及水果，以增强低钠饮食的降压效果[12]。

3 限酒

据马玉霞等[13]调查总结得出，男性居民饮酒者和不饮酒者高血压患病率分别为 27.1% 和 25.0%，差异无统计学意义 (P>0.05)；女性居民饮酒者和不饮酒者高血压患病率分别为 17.7% 和 22.5%，饮酒者高血压患病率低于不饮酒者，差异有统计学意义 (P<0.05)。无论男性和女性，高饮酒频率者高血压患病率高于低饮酒频率者 (P<0.05)。

饮酒升高血压存在个体差异，遗传因素可能起了主要作用，

* 基金项目：延安市科学技术局惠民计划项目（项目编号：2017HM-09）
①延安大学医学院 陕西 延安 716000
②逯博士（延安）行为医学研究院
通信作者：逯明福

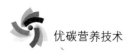
《中外医学研究》第 17 卷 第 25 期（总第 429 期）2019 年 9 月　综　述 Zongshu

该人群可能对酒精比较敏感[14]。目前酒精引起血压增高的机制尚不明确，可能与激活肾素 – 血管紧张素 – 醛固酮系统、促进皮质醇分泌、胰岛素抵抗，使血管平滑肌细胞内钙离子或钠离子增加、内皮功能障碍、抑制扩血管物质 NO 合成有关[15]。

4 摄入适量蛋白质和脂肪

4.1 蛋白质与血压的关系

研究显示，高蛋白质饮食可降低血压，蛋白质水解产物有抗氧化多肽、抗菌多肽、降血压肽与免疫活性肽[16]，其中降血压肽又称为 ACE（血管紧张素转化酶）抑制肽，是具有降压作用的短链多肽物质，ACE 将 AngⅠ转化为具有很强收缩血管活性的 AngⅡ，从而使血压升高，因此抑制 ACE 可以很好地控制住血压，ACE 抑制剂也是很好的降压药[17]。

4.2 脂肪与血压的关系

食物脂肪是由三分子的脂肪酸和一分子甘油组成的三酰甘油构成的，据研究发现，膳食 α – 亚麻酸是人体必需的脂肪酸，其可能通过改善胰岛素抵抗、改善血管的收缩与舒张功能、抑制 AngⅡ从而保护血管内皮、降低心血管病的发病率[18]。

脂肪的合理摄入是防治慢性病的重要措施，但是目前动物试验和人群研究都缺乏在严格控制能量平衡状态的条件下，对脂肪摄入量与慢性病发生发展关系的研究[19]，因此需要在人群中开展能量平衡状态下的研究，以明确脂肪摄入量占膳食总能量摄入的合理比例，尽快确定适宜我国居民的脂肪参考摄入量范围，为居民提供科学合理的膳食指导。

5 补充碳水化合物与维生素

5.1 碳水化合物与高血压

低碳水化合物饮食（LCD）是指通过减少或限制碳水化合物的摄入，相应地提高蛋白质或脂类的摄入量，以缓解、控制或预防疾病的一种饮食结构。有研究提出，LCD 可以降低血压，其效果比减肥药奥利司他更显著[20]，但 LCD 可能会影响内皮细胞功能[21]，从而增加心血管疾病，因而在低碳水化合物饮食中，需推荐来自植物的不饱和脂肪酸，其已被研究证实能够降低血脂中的胆固醇及低密度脂蛋白[22]，在进行 LCD 时，可减少碳水化合物的数量，同时提高碳水化合物的质量，尽量选择杂粮、粗粮，以降低心血管疾病的危险度。

5.2 维生素 D 与高血压

流行病学和临床研究提示，补充 VitD 可能会降低高血压发病风险[23]，血清总 25-（OH）D 水平与 HDL-C、apoAI 等心血管保护因素呈显著正相关（P<0.001），与 apoB、hs-CRP、AIP 指数等传统心血管危险因素呈负相关（P<0.05）。VitD 可能通过抑制肾素 – 血管紧张素系统，改善内皮细胞功能障碍，增加利钠肽及分泌，扩张血管的作用，抗心肌肥大和增生，降低高血压发病风险[24]。

5.3 维生素 C 与高血压

血管内皮功能损害是导致血压升高的原因之一，VitC 是一种抗氧化剂，通过抗氧化损伤与减少氧化应激来保护和改善血管内皮舒张功能[25]，且 VitC 具有促进人体合成胶原的功能，可以维持血管内皮的弹性，具有潜在的降压作用。蔬菜和水果除含钾高，能促进钠的排出之外，还富含大量的维生素，尤其是 VitC，对伴有糖尿病的高血压患者，在血糖控制平稳的前提下，可选择低糖型或中等含糖的水果。

6 平衡膳食

平衡膳食指每人每天需摄入适量的全谷物类、奶类、肉蛋、蔬菜、水果、坚果类、豆类及油脂类，且要合理搭配，以满足人体对蛋白质、脂肪、碳水化合物、维生素、矿物质、膳食纤维和植物化学物质的需要，平衡膳食可以防治原发性高血压病，而且对其并发症也有辅助治疗的作用[26]。且高血压患者必须严格按照医嘱合理饮食，可以控制动脉粥样硬化的发展，降低血压，延缓疾病的进一步发展。饮食疗法需要长期坚持，持之以恒才能有效果。

美国高血压指南（2017）概括了非药物治疗，非药物干预可以减少每日使用降压药物的剂量，并延缓高血压的发病进展。非药物干预包括改变生活方式，如改变膳食、增强锻炼、避免压力、减少饮酒等。高血压患者的营养需求可以采用 DASH 饮食或传统的地中海饮食[20]。DASH 饮食：1997 年美国一项大型高血压防治计划发展出的饮食，《美国新闻与世界报道》评估了 38 种饮食法，DASH 饮食法连续四年占据榜首，被推荐为高血压患者的最佳饮食方案之一，单独使用 DASH 饮食的效果与单一药物治疗的效果相当[27]。2018ESC/ESH 高血压指南仍然强调低盐饮食、减少饮酒和戒烟，每天盐的摄入量应 <5 g。推荐多食蔬菜、新鲜的水果、鱼类、坚果等，另外还要控制体重、进行规律的有氧运动，与以前的指南基本一致。

近年来，通过对高血压病因和发病机制的研究，人们开始重视饮食因素对高血压的影响与作用，现在已有充足证据证明饮食疗法对高血压有重大意义[28]，谭明福等[29]得出对四高人群进行运动与饮食相结合的健康管理计划能够降低四高的发生率、促进什么样本的健康管理。同时提出制定健康管理计划时应考虑管理对象的生活方式和生理变化规律，使之能够适用不同的群体。高血压患者在进行护理基础上进行健康教育可以提高血压控制率，医疗工作者们在今后要对患者开展饮食营养教育并推广临床。

7 小结

高血压所引起的心脏、肾脏、脑及眼底病变往往会导致心力衰竭、尿毒症、脑出血、脑卒中等严重致残致死后果，因此提高对高血压的认识，进行早期预防及治疗具有重要意义，非药物疗法作为预防和治疗早期轻度高血压的首选方法。医护人员在高血压饮食疗法方面有着重要作用，须对患者量身制定个体化综合护理，关注患者的个体化差异，社区高血压健康教育是一种已经被全球广泛认可和推广的，既经济又实用的疾病防治方式，可以提高患者的饮食管理能力与自我保健意识，进而提高高血压的知晓率、治疗率和控制率，同时我国需要向欧美等发达国家借鉴，尽早拥有符合国人体质的完善的营养师体系。

参 考 文 献

[1] 靳彤 . 原发性高血压病因、危险因素与治疗研究进展 [J]. 继续医学教育，2017，31(10)：105-107.

[2] 熊丽丽，杜万红 . 原发性高血压危险因素研究进展 [J]. 临床军医杂志，2011，39(1)：174-177.

[3] 付宁红，刘红，胡晓月，等．限盐饮食对不同程度盐敏感性高血压患者的影响分析[J].宁夏医学杂志，2018，40(2): 166-168.

[4] 牟建军．盐与高血压研究进展[J/OL].中国医学前沿杂志: 电子版，2011，3(2): 22-25.

[5] Jürgens G，Graudal N A.Effects of low sodium diet versus high sodium diet on blood pressure，renin，aldosterone，catecholamines，cholesterol，and triglyceride[J].Cochrane Database Systematic Reviews，2011(11): CD004022.

[6] 叶金兰．钾钠饮食对高血压人群的影响[J].当代护士: 上旬刊，2015，22(4): 28-30.

[7] Young D B，Lin H，McCabe R D.Potassium's cardiovascular protective mechanisms[J].Am J Physiol，1995，268(4Pt2): R825-R837.

[8] 左左．补钾饮食妙法，帮你降血压[J].人人健康，2018(9): 42-43.

[9] 王林，李南方．饮食钙镁对高血压影响及预防[J].新疆医学，2018，48(2): 202-203.

[10] Krasimir K L.Role of Magnesium Deficiency in Promoting Atherosclerosis，Endothelial Dysfunction，and Arterial Stiffening as Risk Factors for Hypertension[J].International Journal of Molecular Sciences，2018，19(6): 1724.

[11] 邵美贞．镁与高血压的关系[J].高血压杂志，1996(3): 74-77.

[12] 申华平，刘腊梅．饮食疗法治疗高血压病的研究进展[J].护理研究，2006，20(34): 3106-3107.

[13] 马玉霞，张兵，王惠君，等．饮酒行为对我国9省成年居民高血压患病的影响研究[J].中国慢性病预防与控制，2011，19(1): 9-12.

[14] Kawano Y，Abe H，Kojima S，et al.Interaction of alcohol and an alpha1-blocker on ambulatory blood pressure in patients with essential hypertension[J].American Journal of Hypertension，2000，13(3): 307-312.

[15] Arima H，Kiyohara Y，Kato I，et al.Alcohol reduces insulin-hypertension relationship in a general population: the Hisayama study[J].Journal of Clinical Epidemiology，2002，55(9): 863-869.

[16] 高蕾蕾，李迎秋．植物蛋白的研究进展[J].江苏调味副食品，2018(4): 6-10，16.

[17] 王学玲．卡托普利治疗高血压病临床效果分析[J].北方药学，2018，15(12): 120-121.

[18] 石琳．α-亚麻酸对高血压人群影响的相关研究进展[J].世界最新医学信息文摘，2017，17(40): 257-258，260.

[19] 夏娟，卓勤，何宇纳．膳食脂肪摄入与慢性病相关性的研究进展[J].中国食物与营养，2015，21(11): 64-67.

[20] 茅小燕，张爱珍．膳食脂肪、胰岛素抵抗与代谢综合征[J].国外医学: 卫生学分册，2006，33(2): 73-77.

[21] 朱亚珍，朱凌燕．低碳水化合物饮食在临床医疗领域的研究进展[J].中国老年杂志，2018，38(19): 4855-4857.

[22] Rossouw J E.The diet-heart hypothesis，obesity and diabetes[J].South African J Clin Nutrit，2015，28(1): 38-43.

[23] 王思明，王默，李红霞，等．人血清25-羟基维生素D水平与心血管病危险因素的相关性研究[J].心肺血管病杂志，2016，35(9): 729-733.

[24] 王秋萍，王青梅，郭宏．维生素D与高血压关系的研究进展[J].现代生物医学进展，2014，14(10): 1994-1996.

[25] 姬珊珊，杨镇玮，王成贤，等．维生素C对高血压的作用[J].新疆医学，2013，43(9): 4-6.

[26] 洪忠新，丁冰杰．平衡膳食是防治高血压及其伴随疾病的关键措施之一[J].中国全科医学，2018，21(21): 2529-2537.

[27] Sajid M，Ullah K，Mehmood K，et al.Non-pharmacological management of hypertension: in the light of current research[J].Irish Journal of Medical Science，2019，188(2): 437-452.

[28] 杨国香.饮食、健康指导联合降压方干预高血压患者的临床效果[J].中国保健营养，2018，28(2): 136.

[29] 逯明福，曾文等．饮食与运动相结合的健康管理计划对四高人群的影响研究[J].中国民康医学，2017，29(15): 85-88.

（收稿日期：2019-05-05） （本文编辑：桑茹南）

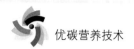
6.《高血压健康教育模式研究进展》，发表于《社区医学杂志》2019 年 9 月第 17 卷第 17 期

〖卫生健康事业发展 70 年巡礼〗

高血压健康教育模式研究进展

王莉[1]　逯明福[1,2]　杜彩霞[2]　史志幸[2]

1.延安大学医学院，陕西 延安 716000

2.逯博士(延安)行为医学研究院，陕西 延安 716000

【摘要】 高血压是临床最为常见的一种慢性进行性心血管疾病，无法治愈。通过开展科学有效的健康教育，可以减少或延缓并发症的发生，改善患者的生活质量。本综述对高血压的健康教育模式进行总结分析，为临床上开展高血压健康教育工作提供参考。利用计算机检索中国知网、万方、维普、PubMed 和 Web of Science 数据库，以"高血压""健康教育"和"模式"为关键词，检索 2011-01~2019-05 相关文献。纳入标准：(1)研究对象为原发性高血压患者；(2)在常规药物治疗基础上给予患者健康教育干预。剔除标准：(1)综述或仅有摘要；(2)研究质量较差或重复发表的文章。最终纳入文献 36 篇。结果表明，目前临床上常用的高血压健康教育模式主要有 6 种，通过健康教育可以改变高血压患者不良的生活方式和行为，有效加强患者对疾病的认知，降低患者的血压。提示健康教育能够促进患者的康复，取得良好的临床治疗效果，值得在临床上推广应用。

【关键词】 高血压；健康教育；模式；研究进展；综述文献

社区医学杂志，2019，17(17)：1025—1028

Advances in health education models for hypertension

WANG Li[1]，LU Ming-fu[1,2]，DU Cai-xia[2]，SHI Zhi-xing[2]

1. Medical School of Yan'an University，Yan'an 716000，P. R. China

2. Lu Behavioural Medicine Institute (Yan'an)，Yan'an 716000，P. R. China

［ABSTRACT］ Hypertension is the most common chronic progressive cardiovascular disease in clinical，and it can not be cured. Through scientific and effective health education，the occurrence of complications can be reduced or delayed，and the quality of life of patients can be improved. In this review，the health education model of hypertension was analyzed in order to provide a reference for health education of hypertension in clinical. The database of CNKI，Wanfang，CQVIP，PubMed and Web of Science were retrieved from January 2011 to May 2019 by computer，with the keywords of hypertension，health education and model. Inclusion criteria：(1)The patients with primary hypertension；(2)Health education intervention was given to patients on the basis of routine drug treatment. Exclusion criteria：(1)Reviews or only abstracts；(2)Articles with poor research quality or repeated publications. Finally，36 articles were included. The results showed that there were six kinds of health education models for hypertension. Health education can change the unhealthy lifestyle and behavior of hypertensive patients，effectively enhance patients' awareness of the disease and reduce patients' blood pressure. Health education can promote the rehabilitation of patients and achieve good clinical therapeutic effect，which is worthy of vigorous promotion in clinical practice.

［KEYWORDS］ hypertension；health education；models；review literature

J Community Med，2019，17(17)：1025—1028

【中图分类号】 R544.1　　【文献标识码】 A　　【文章编号】 1672—4208(2019)17—1025—04

DOI：10.19790/j.cnki.JCM.2019.17.01

【基金项目】 延安市科学技术局惠民计划(2017HM-09)

【第一作者简介】 王莉，女，陕西子长人，硕士，主要从事检验诊断的临床研究工作。
E-mail：384022499@qq.com

【通信作者简介】 逯明福，男，北京人，博士，教授，主要从事医学与哲学的研究工作。
E-mail：lumingfu@doctorlu.net

高血压是一个严重公共卫生问题,是心血管疾病和中风的主要危险因素,并且需要终生服药,给个人和社会造成沉重的经济负担[1-2]。据统计,我国现患高血压的人数已＞3.3亿,高血压患病率从1991年的15.6%上升到2011年的20.9%[3]。目前,我国高血压的流行呈"一高三低"的态势,主要指"患病率高",而"知晓率、治疗率和控制率低"。来自大陆31个省份的1 738 886例中老年样本人群的调查发现,年龄标准化及性别标准化的高血压患病率、知晓率、治疗率和控制率分别为37.2%、36.0%、22.9%和5.7%[4]。对高血压患者开展有针对性地健康教育可改变其生活方式,增加对药物治疗依从性,有助于控制血压,提高患者生活质量,减少高血压相关的并发症和死亡率[5]。高血压作为一种慢性病,健康教育在其管理中可以起到非常重要的作用。本研究对近年来临床上运用的高血压健康教育模式进行分析,以期为临床相关工作的开展提供参考。

1 健康教育模式对象

近些年,由于有关高血压健康教育在不断完善,所以高血压健康教育对象也在不断外延。首先是高血压患者。高血压发生、预防效果与患者不健康的生活行为方式息息相关,如长期吸烟、缺乏运动锻炼、大量饮酒或长期酗酒和高盐高脂饮食等[6]。因此,必须加强对高血压患者的健康教育。孙晓蕾[7]研究表明,接受社区健康教育护理干预居民的收缩压和舒张压趋于正常水平,显著低于常规组。其次是针对患者所来自的家庭。家庭健康教育是指利用家庭的力量共同促进患者康复,保证患者自身的健康生活[8]。李楠楠[9]探究了家庭健康教育对社区高血压患者自我管理的影响,结果表明,对高血压患者采用家庭健康教育后,患者的遵医行为、服药行为、健康行为和日常生活评分均显著高于对照组,差异有统计学意义。再次是社区。社区健康教育是针对患者采取个体化的教育模式,通过对患者进行健康知识讲座以及培训,能促使患者保持良好的生活饮食习惯,规律服药,有利于全面落实控制血压的各项措施,从而将血压值控制在合理范围[10]。沈金方[11]对分析社区健康教育对于提升老年高血压患者用药依从性的影响,结果显示,观察组个人健康行为、知识水平和用药依从性等各方面评分均高于对照组。最后是医院及医务人员。医院和医务人员是整个医疗活动的主导者,从疾病发生、发展到预后各个环节都离不开医务人员的参与。冯文霞等[12]通过构建医院、社区和家庭联合的"三位一体"健康教育模式,不仅提高了患者血压控制率和高血压相关知识知晓率,更有效地改善了患者健康行为,降低心脑血管疾病的发病风险。

2 健康教育模式

2.1 常规模式

我国传统的高血压健康教育方式主要是面对面口头健康教育和发放疾病健康宣教小册子等方式,可以使患者直接获取高血压相关知识,其特点是能直接、当面及一对一地向高血压患者传递高血压相关知识,患者可直接提出疑问并得到及时回复,简便易行,时间及经济花费少。但是,其一般只适合住院高血压患者,涉及范围过小,特别是老年患者由于疾病、文化程度和理解力等因素影响了健康教育效果。因此,常规以提供建议为主的健康教育模式对患者行为改变方面效果不大[13]。

2.2 自我管理模式

自我管理行为如健康饮食、按规定服药、戒烟和从事体育活动对高血压患者来说至关重要。自我管理健康教育就是使患者自身主动参与疾病的管理与监控,减低或避免疾病对其情感和社会功能等所产生不利影响,逐渐成为慢性疾病防治手段之一[14]。高血压自我管理模式是充分发挥患者主人翁意识,积极参与自我管理,动员家属共同参与而推出的一种新式管理模式,其目的并非为了单纯治疗疾病,而在于帮助患者建立正常的生活方式,教会其应对并解决临床相关症状及问题的能力,进而改善病情,特别适用于临床高血压患者等需要终身进行管理的慢性疾病患者[15]。因此,自我管理被认为是治疗高血压最有效的方法之一[16]。李颖[17]对高血压自我管理健康教育项目效果的评价显示,经过6个月的管理,实验组高血压控制平稳率和自我管控能力显著高于对照组,差异有统计学意义。通过高血压自我管理健康教育模式,不仅能够促进患者尽快掌握疾病相关知识,树立正确的疾病观和治疗观,还能够增加患者之间的交流沟通,分享各自经验,取得良好的抗高血压效果。

2.3 以家庭为中心模式

采用以家庭为中心的健康教育模式,适应了医学模式逐步向"生物-心理-社会"转变的过程[18]。将患者置于一个家庭之中,充分挖掘患者回归家庭后的健康教育潜力,激发患者的被尊重感,同时进一步密切护理人员与患者的联系,发挥患者家属主观能动性,从而从整体上提高了患者自我效能感[19]。曹小红等[20]探讨了以家庭为中心健康教育对提升高血压患者自我效能感的意义,结果表明,通过6个月的干预,实验组在自我效能总分、日常生活、合理用药和遵医行为等得分上明显高于对照组。在以家庭为中心的健康教育模式中,一方面可以充分与患者及其家属展开沟通,全面了解患者的情况,为后续治疗提供依据;另一方面在让患者和家属明确了解高血压危害的基础上,协助监督和鼓励患者,帮助其建立良好的生活方式,提升治疗依从

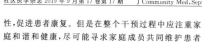

性,促进患者康复。但是在整个干预过程中应注重家庭和谐和健康,尽可能寻求家庭成员共同维护患者健康[21]。

2.4　社区护理模式

临床上高血压还是一种终身性疾病,需要长期服药,治疗周期较长。因此,院外护理工作重要性就进一步凸显出来。社区护理作为医院护理的延续,在控制高血压患者病情,提高其生活质量的作用越来越重要[22]。大量证据表明,提高高血压防治水平的关键在于社区,社区已成为高血压防治的第一线[23]。社区健康教育护理干预模式的核心是社区医护人员提供上门服务,由医护人员协助患者及其家属制定合理的饮食及生活习惯,同时对患者进行不同程度的心理疏导与教育,是更具有个性化和针对性的护理模式[24]。孙晓玉[25]分析了社区健康教育对老年糖尿病合并高血压者治疗依从性的影响,结果表明,进行社区健康教育可有效提升患者治疗依从性,改善患者血压及血糖水平,有助于患者恢复。目前,针对社区健康教育有3方面工作需要加强:(1)提升社区医务人员高血压防治相关的专业知识。调查显示,在对社区医师培训前,其对降血压药物临床药理知识没准确掌握,对钙离子拮抗剂(42.36%)和利尿剂(56.31%)基本了解,但对于血管紧张素Ⅱ受体拮抗剂(5.51%)等药则了解较少,绝大部分社区医生不知道指南(2.13%)[26]。(2)由于社区居民的遵行为在短时间内很难改变,因此要做到规范化、综合性、连续性的管理和评价,以保证健康教育的效果;(3)增加社区医师的数量,由于我国社区医生数量严重不足,导致社区医生的家庭医疗任务严重超标,给医务人员带来巨大的工作压力和负担[27]。

2.5　生命网模式

"生命网"模式是近些年新兴的一种关于心血管疾病的二级预防模式,该模式可为心血管疾病患者及高危人群提供一系列的治疗手段、病情动态监测和自我管理指导[28]。该模式注重高血压的二级预防,主要是针对入网患者及高危人群提供及时、专业的治疗指导及自我健康管理意见,而且能密切监测和记录入网患者的健康状态,待患者出院后仍能获得全面综合的健康干预[29]。吴双[30]开展的"生命网"模式对老年高血压患者自我效能影响的研究表明,患者出院后3个月的症状管理自我效能评分及疾病共性管理自我效能评分均高于出院时,差异均有统计学意义,有助于提高患者的自我护理能力和生活质量。

2.6　视频宣教结合回授法模式

回授法通称"回馈教学法",指受者经医务人员健康宣教后,凭借自己对传授信息的理解进行表述,医务人员纠正其理解不充分的部分,使其正确掌握相关内容,属于双向信息传递模式[31]。在健康宣教过程中通过评估患者对信息的掌握情况,进而给予患者针对性健康宣教,从而提高了健康宣教效果[32]。视频宣教是将口头健康宣教内容转化为视频或音频,使健康宣教内容更加直观[33]。视频宣教结合回授法是通过健康教育视频对患者实施健康教育宣教的方法让其重复获得信息,然后患者复述高血压疾病相关知识及健康素养知识等,最后健康教育者结合高血压患者普遍存在知识误区或未能掌握的知识进行纠正错误信息或技术动作。钟燕平等[34]对50例老年高血压患者采用视频教育结合回授法进行健康指导后,实验组健康素养和血压控制水平均优于对照组。

结语与展望

随着医学的发展,尽管在高血压筛查、诊断和治疗方面取得了极大进展,但对发达国家和发展中国家来说,高血压仍然是致死和致残的主要危险因素[35]。高血压是一种基础性疾病,治疗时间较长,通过健康教育患者可正确认识高血压发病及其危害,改变其生活方式,提高服药依从性,从而实现血压控制达标,减少心脑血管并发症[36]。尽管我国高血压健康教育取得了显著成效,相关研究越来越多,为高血压的防治做出了很多贡献,但依然存在很多不足。应反思存在的问题,汲取国内外有益经验,充分利用现代科技不断促进高血压健康教育事业的发展。

参考文献

[1]　Turnbull F,Neal B,Ninomiya T,et al. Effects of different regimens to lower blood pressure on major cardiovascular events in older and younger adults:Meta-analysis of randomised trials[J]. BMJ,2008,336(7653):1121-1123.

[2]　Zonneveld TP,Richard E,Vergouwen MD,et al. Blood pressure-lowering treatment for preventing recurrent stroke,major vascular events,and dementia in patients with a history of stroke or transient ischaemic attack[J]. Cochrane Database Syst Rev,2018,7:CD007858.

[3]　Qi SF,Zhang B,Wang HJ,et al. Prevalence of hypertension subtypes in 2011 and the trends from 1991 to 2011 among Chinese adults[J]. J Epidemiol Community Health,2016,70(5):444-451.

[4]　Lu J,Lu Y,Wang X,et al. Prevalence,awareness,treatment,and control of hypertension in China:Data from 1.7 million adults in a population-based screening study (China PEACE Million Persons Project)[J]. Lancet,2017,390(10112):2549-2558.

[5]　Ribeiro AG,Ribeiro SM,Dias CM,et al. Non-pharmacological treatment of hypertension in primary health care:A comparative clinical trial of two education strategies in health and nutrition[J]. BMC Public Health,2011,11:637.

[6]　肖丹丹,陈秀红,苏娅,等. 健康教育综合干预模式对海口市琼山区桂林社区高血压患者血压控制效果的影响[J]. 预防医学情报杂志,2018,35(6):535-539.

[7]　孙陵蕾. 社区健康教育护理干预模式对高血压患者的生活质量与治疗依从性的影响分析[J]. 贵州医药,2019,43(6):1002-

1004.

[8] 李望,王琛,陈林波.等.居家养老中高血压患者家庭健康教育管理模式的效果分析[J].中国卫生产业,2017,14(26):31-32.

[9] 李楠楠.家庭健康教育对社区高血压患者自我管理的影响分析[J].中国社区医师,2019,35(15):181-183.

[10] 许美雄.健康教育在高血压病患者整体护理中的应用[J].当代医学,2013,19(5):130-131.

[11] 沈金方.健康教育对社区老人高血压患者血压水平及用药依从性的影响分析[J].中国社区医师,2019,35(6):170-172.

[12] 冯文霞,冯文海.三位一体健康教育对社区高血压患者的干预效果[J].中国慢性病预防与控制,2018,26(10):786-790.

[13] 肖高燕.动机性访谈干预配合常规健康教育模式在提高社区老年高血压患者自我管理水平中的作用[J].数理医药学杂志,2019,32(2):274-276.

[14] 孟秀焕.自我管理健康教育模式对老年高血压患者行为与血压的影响[J].中国医师进修杂志,2013,36(30):61-63.

[15] 陈东,邹发志,骆华冰.等.自我管理在高血压患者中的应用效果[J].中国当代医药,2018,25(15):140-142.

[16] Shahaj O,Denneny D,Schwappach A,et al. Supporting self-management for people with hypertension:A meta-review of quantitative and qualitative systematic reviews[J]. J Hypertens,2019,37(2):264-279.

[17] 李颖.高血压自我管理健康教育项目效果评价[J].临床医药文献电子杂志,2018,5(71):187.

[18] 张会敏,张海洋,李荣.以家庭为中心的健康教育方法对社区高血压患者血压和生活质量的影响[J].中国老年学杂志,2014,34(21):6168-6170.

[19] 曹小青.以家庭为中心的社区管理模式对社区高血压患者的作用探析[J].中国初级卫生保健,2019,33(1):33-35.

[20] 曹小红,梁芳芳.以家庭为中心健康教育对提升高血压患者自我效能感的意义[J].中国卫生工程学,2019,18(2):246-248.

[21] 叶蓝花,韦海,江珊.以家庭为中心的健康教育对提高社区高血压病患者自我效能的影响[J].护理实践与研究,2016,13(23):140-141.

[22] 孙晚蕾.社区健康教育护理干预模式对高血压患者的生活质量与治疗依从性的影响分析[J].贵州医药,2019,43(6):1002-1004.

[23] Lu CH,Tang ST,Lei YX,et al. Community-based interventions in hypertensive patients:A comparison of three health education

strategies[J]. BMC Public Health,2015,15:33.

[24] Neupane D,McLachlan CS,Christensen B,et al. Community-based intervention for blood pressure reduction in Nepal (COBIN trial):Study protocol for a cluster-randomized controlled trial[J]. Trials,2016,17(1):292.

[25] 孙晓玉.分析社区健康教育对老年糖尿病合并高血压患者治疗依从性的影响[J].中国实用医药,2019,14(15):152-153.

[26] 赵英艺,姜鑫,劳菊莊.等.社区医生对高血压防治知识,《指南》掌握及实施情况分析[J].心血管病防治知识:学术版,2011(4):13-15.

[27] Kong X,Yang Y. The current status and challenges of community general practitioner system building in China[J]. Qjm,2015,299(6705):89-91.

[28] 杨香玉,刘筱韵,居福美.等.“生命网”健康教育对高血压患者自我效能感及遵医行为的影响[J].临床与病理杂志,2019,39(1):120-125.

[29] Grossman A,Messerli FH,Grossman E. Drug induced hypertension:An unappreciated cause of secondary hypertension[J]. Eur J Pharmacol,2015,763(Pt A):15-22.

[30] 吴双.“生命网”模式对老年高血压患者自我效能感的影响[J].中外医学研究,2016,14(19):157-158.

[31] 廖先梅,林韵珊.视频立体化健康教育联合回授法在内镜治疗患者中的应用[J].护理实践与研究,2019,16(8):46-48.

[32] 曹永,唐红英,李建伟.入院视频宜教的应用效果评价[J].西部医学,2015,27(2):293-295.

[33] 赵瑞琳,石璧,张丽.健康教育护理路径在提高肾癌手术患者认知行为依从性及护理工作满意度中的应用[J].中华现代护理杂志,2014,20(14):1631-1634.

[34] 钟燕平,赵菲,胡淑芬,等.视频健康教育结合回授法在提高老年高血压病患者健康素养和血压控制水平中的作用[J].现代临床护理,2018,17(2):40-45.

[35] Omboni S. Connected health in hypertension management[J]. Front Cardiovasc Med,2019,6:76.

[36] 王莉,张桂侠,杨雅学.治疗性生活方式健康教育在高血压病患者二级预防中的应用效果[J].安徽医学,2017,38(1):89-92.

收稿日期:2019－06－19　修回日期:2019－08－28

（编辑:班圆圆）

【本文文献著录格式】

王莉,递明福,杜彩霞,等.高血压健康教育模式研究进展[J].社区医学杂志,2019,17(17):1025-1028.DOI:10.19790/j.cnki.JCM.2019.17.01.

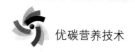
7.《糖尿病健康教育的研究进展》，发表于《中国医学创新》2020年1月第17卷第1期

《中国医学创新》第17卷 第1期（总第499期）2020年1月　　综　述 Zongshu

糖尿病健康教育的研究进展*

曾文①　逯明福②③　史志幸③　吉金山②

【摘要】　糖尿病是一组以高血糖为特征的代谢性疾病，会导致各种组织，特别是眼、肾、心脏、血管、神经的慢性损害和功能障碍。健康教育作为糖尿病治疗中"五驾马车"之首，在糖尿病的发生、发展和预后等多个阶段均发挥着重要作用。本文将对糖尿病健康教育方面的研究进展进行综述，为糖尿病防治提供参考。

【关键词】　糖尿病　健康教育　研究进展

Research Progress of Health Education for Diabetes Mellitus/ZENG Wen, LU Mingfu, SHI Zhixing, JI Jinshan. //Medical Innovation of China, 2020, 17(01): 169–172

[Abstract]　Diabetes mellitus is a group of metabolic diseases characterized by hyperglycemia, which can lead to chronic damage and dysfunction of various tissues, especially eyes, kidneys, heart, blood vessels and nerves. Health education, as the top five carriages in the treatment of diabetes mellitus, plays an important role in the occurrence, development and prognosis of diabetes mellitus. This article will review the progress of health education on diabetes mellitus, and provide reference for the prevention and treatment of diabetes mellitus.

[Key words]　Diabetes mellitus　Health education　Research progress

First–author's address: Beijing Anzhen Hospital, Beijing 100029, China

doi: 10.3969/j.issn.1674–4985.2020.01.044

糖尿病（diabetes mellitus, DM）是一种慢性疾病，当胰腺无法产生足够的胰岛素或者人体无法有效地利用所产生的胰岛素时，就会出现糖尿病。糖尿病及其并发症已成为严重危害人类健康的世界性公共卫生问题，引起了世界各国的高度重视，是继心血管病、肿瘤之后第三位威胁人类健康的慢性非传染性疾病[1]。高含糖量食物的大量摄入加以现代人们快节奏的生活方式、生活压力过大、暴饮暴食及作息不规律等加大了糖尿病的发病概率[2]。目前临床上还没有有效的根治方法，而由于患者的知识水平、依从性等问题，又导致血糖的控制效果不理想。健康教育是指医护人员有计划、有组织地开展疾病教育活动，帮助患者建立良好的遵医行为和生活方式，提高自我保健意识，消除或减轻影响疾病的危险因素，从而控制病情，提升生存质量[3]。通过对糖尿病患者进行健康教育不但可以普及糖尿病知识，改变患者对于糖尿病的认识误区，纠正不良

生活习惯，还能够延缓疾病进程，减少并发症的发生[4]。现将糖尿病的健康教育研究进展综述如下。

1　糖尿病健康教育的对象

随着医学模式的转变，健康教育对象不再局限于单纯的患者，还包括个人、家庭、社区和社会四个层面[5]。首先是针对糖尿病患者自身及其同伴的健康教育，Laursen等[6]发现参加健康教育后糖尿病患者自我管理能力提高，对慢性病的接受程度提高，对疾病的负面情绪反应减少。同伴教育是健康教育的方式之一，同伴间的沟通更容易开展，且有更大的说服力，故而能取得良好的效果。王静等[7]证实在老年糖尿病治疗和护理过程中，开展同伴健康教育能够有效提高健康宣教的效果，提高老年患者自我管理意识、改善预后。其次是针对患者所来自家庭的健康教育，文献[8]表明开展糖尿病患者家属健康教育在对糖尿病患者治疗中具有积极作用，可提高家属的照料水平以及配合程度，从而提高患者生活质量，向家人寻求帮助是有效控制糖尿病及其并发症发生、发展的重要方式[9]。再次是针对医务工作人员的健康教育，李飞霆等[10]发现通过对社区医务人员进行糖尿病规范化治疗培训，并根据学历和年龄开展个体化培训，规范糖尿病治疗和

* 基金项目：延安市科学技术局惠民计划项目（2017HM–09）
①北京安贞医院　北京　100029
②延安大学医学院
③陕西省延安市行为医学研究院
通信作者：逯明福

综 述 Zongshu 《中国医学创新》第 17 卷 第 1 期（总第 499 期）2020 年 1 月

教育行为可有效促进社区医疗卫生服务中心良性发展，以及为糖尿病患者提供优秀的健康教育服务。其中针对护理人员的健康教育是非常重要的一个方面，因为护士经常与住院患者接触，也最了解患者的实际情况，其自身的知识水平对临床上开展患者健康教育的实施质量起着关键作用，是实施健康教育的主力军[11]。最后是针对社会层面的健康教育，主要指针对非糖尿病患者和一般人群，目的在于树立预防为主的理念，提高自我保健能力。顾敏敏等[12]对上海市嘉定区某社区 2 型糖尿病患者、患者家属及一般居民的糖尿病防治知识知晓情况进行了调查，结果显示 2 型糖尿病患者知晓率明显高于患者家属和一般居民。提示在管理好患者的同时，应关口前移，强化对高危人群和一般人群糖尿病防治知识的健康教育。

因此对于健康教育人群的选择，不能局限于糖尿病患者，也应该注重对医护人员、家属及同伴的教育。

2 糖尿病健康教育的内容

2.1 糖尿病的基本知识

有研究表明，64.5%~85.5% 的糖尿病患者需要了解疾病的发病机制、诱因、治疗、血糖控制方法、并发症的预防等，76.4% 的患者希望医护人员能举办各类有关糖尿病的知识讲座[13]。调查显示糖尿病患者的疾病知识知晓率较低，其中疾病知识水平较差的患者占到 55.77%[14]。临床针对初诊 T2DM 患者多给予口服降血糖药物、控制饮食、规律运动等综合干预，但大多数初诊患者由于缺乏疾病相关知识而导致其遵医行为及自护行为偏低[15]。部分患者存在通过药物治疗即可痊愈或无须治疗即可自愈等意识，缺乏医学养生知识，从而生活无节制，治疗依从性与遵医嘱行为较差，加重了病情，提高糖尿病并发症的发生率[16]。大力宣教有关糖尿病的基本知识，包括病因、机制、危险因素等，有利于提高居民对糖尿病的认知水平，从而为预防和治疗糖尿病打下良好的基础。崔红霞等[17]运用 IBM 健康教育模型对初诊 2 型糖尿病患者进行干预，结果表明 IMB 模型的健康教育能显著提高初诊 T2DM 患者对自身疾病知识的掌握度，提高其自护行为，有利于控制血糖，改善预后效果。因此，对患者开展健康知识教育，提升患者糖尿病知识认识水平，对于提升患者用药依从性和对患者管理效果具有重要意义[18]。

2.2 心理指导

目前，临床上依然把糖尿病作为终生性疾病，一旦确诊就意味着要长期服药，如果控制不好还会发生严重的并发症，在这种情况下会给糖尿病患者造成严重的心理负担，导致精神抑郁、心情不畅。而这样的心态不利于糖尿病的控制，会严重影响治疗的效果。因此，心理因素在糖尿病的发生、发展过程中有重要的作用。饶友婷等[19]通过对 470 例糖尿病及高危患者调查得出Ⅱ型糖尿病患者中有 17.6% 具有心理障碍，13.1% 存在心理异常，高危人群中有 9.3% 具有心理障碍，16.1% 存在心理异常。张勇[20]通过调查证实心理护理在糖尿病患者的治疗中发挥着重要作用，合理的心理护理能有效改善患者心理状况，对于疾病的治疗有积极作用。患者可能会由于反复发病，入院而产生害怕、消极、悲观等情绪，这些不良因素则导致疾病难以控制。心理干预则明显改善了糖尿病患者焦虑情况，使糖尿病患者血糖控制平稳，显著提高了糖尿病患者的临床疗效[21]。因此临床中应该针对不同情况的患者给予不同的心理疏导从而稳定患者情绪，提高治疗效果。

2.3 饮食指导

饮食模式的调整有助于糖尿病的控制，饮食治疗是糖尿病最基本的治疗方法，通过健康饮食及合理膳食可减缓糖尿病的进展和减轻糖尿病的症状[22]。因此无论症状的轻重以及有无并发症的产生，糖尿病的饮食疗法都应该长期、严格执行。研究表明，通过 3~6 个月的营养干预，T1DM 和 T2DM 患者的糖化血红蛋白绝对值分别下降了 1.9% 和 2.0%[23]。郭桂花[24]调查证实糖尿病患者在接受糖尿病饮食健康教育后其空腹血糖、糖化血红蛋白等指标与对照组相比均有下降。李莉敏[25]通过对糖尿病患者进行长达 6 个月的饮食干预疗法得出经过严格的饮食控制，有助于患者的血糖，甚至是糖化血红蛋白的控制，对糖尿病患者的治疗有积极作用。

2.4 运动指导

运动干预的益处大于风险，运动疗法对于糖尿病患者是安全有效的[26]，对于改善糖尿病的发病率、调节糖尿病患者的负面情绪等方面都有积极作用。文献[27]表明对于各种可促成糖尿病的危险因素，单用药物治疗只能降低 31%，而运动疗法可降低 58%。冯苇等[28]证实中低强度健步走可降低Ⅱ型糖尿病患者血糖水平，中等以上强度的健美操运动对于 T2MD 患者的糖代谢水平影响更大，对提高 T2MD 患者生命质量有着重要作用。除此之

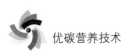

《中国医学创新》第 17 卷 第 1 期（总第 499 期）2020 年 1 月 综　述 Zongshu

外运动疗法还能显著地提高糖尿病患者心肌的收缩能力从而改善心功能[29]，长期运动还可以改善脂质代谢升高高密度脂蛋白水平[30]。但是，需要注意的是不恰当的运动方式、强度和时间会给糖尿病患者带来骨骼肌损伤、关节损伤、低血糖、心肌缺血等不同程度的损害[31]。因此，有必要开展科学的、针对性的健康教育。

2.5 用药指导　目前糖尿病在临床上尚无根治方法，现仍以药物控制为主，并且须长期规律服药[32]。在用药期间加强对 2 型糖尿病患者药学干预可提高用药依从性，更好地改善患者的血糖水平[33]。临床上用于糖尿病患者治疗的药物种类较多，常见的有阿卡波糖、格列苯脲和胰岛素等，在患者合理用药的情况下一般能让其病情得到有效改善[32]。李蕾[34]通过研究发现对老年糖尿病患者采用系统性用药指导后，可显著提高其用药依从性和安全性，规范患者用药，有效防止误服或漏服，提高药物的利用效率从而发挥最大药效。由于糖尿病患者需要终生服药，在这个过程中因服用药物而产生的不良反应会使其治疗依从性大大降低，严重影响到治疗效果。因此，在患者治疗过程中给予针对性的用药指导，以降低不良反应的发生率，保证治疗的效果。

2.6 生活方式干预　生活方式干预在控制糖尿病患者的血糖中发挥着重要作用，不但可减少相关并发症的发生，还能增强药物的治疗作用[35]。王长莲[36]得出生活方式干预有助于糖尿病患者建立健康的生活方式，从而更好控制血糖，提高生活质量。王昀[37]研究表明饮食、运动干预及戒烟限酒等生活方式干预可降低空腹血糖和餐后两小时血糖水平且安全性较高。

2.7 糖尿病的相关监测　血糖监测是糖尿病治疗过程中重要的组成部分，可及时反映运动、药物治疗等的效果[38]。张优蕊等[39]通过对Ⅱ型糖尿病患者调查发现未监测血糖的患者占 6.84%。苏健霞[40]通过对 120 例购有血糖监测仪的糖尿病患者调查得出仅有 38.3% 的患者能按照血糖监测方案进行血糖监测。糖尿病患者进行血糖监测有助于及时了解治疗情况，从而制订合理的治疗方案，提高治疗效率。

2.8 预防糖尿病并发症　糖尿病晚期常有高血压、脑血管病症、脂肪肝病、眼类疾病、高血脂、神经

末梢炎症等并发症的发生[41]。文献[2]认为糖尿病并发症的防治措施可分为预防性措施和治疗性措施两大类，在日常饮食生活中要进行全面的注意，建立规律饮食，健康生活的观念，在疾病发生时要采取积极有效的措施，比如规律用药、定期检查等，从而及时的抑制病情的恶化，延缓发病的严重程度。

3 糖尿病健康教育的模式

目前开展糖尿病的健康教育主要有以下几种模式：（1）基于医院和社区的糖尿病健康教育传统模式；（2）移动互联网作为糖尿病健康教育的平台；（3）以个人为主体的授权管理与自我管理；（4）基于辅助人群的不同健康教育模式[42]。

综上所述，近年的多项研究调查结果显示，无论是在欧美发达国家还是发展中国家，糖尿病控制的状况均不太乐观，糖尿病患者健康知识素养水平偏低是其主要原因之一[43]，糖尿病的健康教育不可忽视，也不可轻视[44]。通过对患者进行完善的健康教育可极大程度地提高患者的生存质量，改善预后，并在一定程度上预防和减少并发症的发生，有效的健康教育有助于提高治疗效果[45]。而目前我国糖尿病健康教育的形式多样，采取何种形式的健康教育让糖尿病患者最容易接受，也最有效，是着力解决的问题。因此为了使糖尿病的健康教育发挥出更好的效果，应该从患者实际情况出发并紧密联系临床实际，以健全糖尿病健康教育体系。

参 考 文 献

[1] 范英兰，杜佳林，李显华，等.糖尿病危害与防控[J].实用中医内科杂志，2012，26（6）：56，58.

[2] 周颖文.浅谈糖尿病并发症的危害与防治[J/OL].现代医学与健康研究电子杂志，2018，2（11）：59.

[3] 张佩霞，王清芬.健康教育对 2 型糖尿病患者血糖控制及生活质量的影响[J].实用糖尿病杂志，2019，15（3）：16-17.

[4] 易湘婵，龙良，邹东华，等.连续饮食护理干预对老年 2 型糖尿病患者的效果研究[J].中国实用护理杂志，2016，32（z1）：1-2.

[5] 黄婷婷.糖尿病健康教育研究进展[J].中国民族民间医药，2010，19（10）：41.

[6] Laursen Ditte Hjorth，Christensen Karl Bang，Christensen Ulla，et al.Assessment of short and long-term outcomes of diabetes patient education using the health education impact questionnaire（HeiQ）[J].BMC research notes，2017，10（1）.

[7] 王静，何琨，刘君致，等.基于同伴教育的延续护理对儿童

青少年 1 型糖尿病患儿应对方式及生活质量的影响 [J]. 河北医科大学学报, 2018, 39（12）：1466-1470.

[8] 周四萍, 周晓辉, 苏运辉, 等. 开展家属健康教育对糖尿病治疗影响的临床观察 [J]. 中国民康医学, 2014, 26（1）：83-85.

[9] 杨杰, 赵亮, 田文文. 糖尿病健康教育的研究进展 [J]. 糖尿病新世界, 2017（16）：194-195, 198.

[10] 李飞霏, 刘智平, 傅仕敏, 等. 社区医务人员糖尿病规范化培训健康教育模式现况调查 [J]. 社区医学杂志, 2016, 14（11）：18-20.

[11] 恽美琴. 糖尿病患者的健康教育 [J]. 糖尿病新世界, 2014（16）：68.

[12] 顾敏敏, 张一英, 高雪琴, 等. 上海某社区 2 型糖尿病患者与居民的糖尿病相关知识知晓情况比较 [J]. 上海预防医学, 2019, 31（6）：479-483.

[13] 张敏, 吴烨雯, 朱冬胜, 等. 糖尿病患者健康需求的调查分析 [J]. 解放军护理杂志, 2005, 22（12）：40-41.

[14] 韩开益. 山东省城乡糖尿病患者知识、态度和自我管理行为研究 [D]. 济南：山东大学, 2018.

[15] 龚宝玉. PDCA 循环结合阶梯式健康教育护理对 2 型糖尿病患者自护能力及疾病知识水平的影响 [J]. 山西医药杂志, 2017, 46（12）：1499-1501.

[16] 王艳莉, 余芬, 钟志元. 社区护理干预对糖尿病患者血糖及生活质量的积极影响 [J]. 黑龙江医学, 2019, 43（4）：410-411.

[17] 崔红霞, 梅昌贵, 丘冬玲, 等. IMB 模型的健康教育对初诊 2 型糖尿病病人自护行为及疾病知识掌握度的影响 [J]. 全科护理, 2019, 17（15）：1852-1853.

[18] 诸萍媛. 健康教育对社区糖尿病患者服药依从性和知识认知程度影响分析 [J]. 世界最新医学信息文摘, 2018, 18（79）：184, 189.

[19] 饶友婷, 张帆, 丽扎·江阿尔别克, 等. 乌鲁木齐市社区 T2DM 患者与高危人群的心理健康探讨 [J]. 新疆医科大学学报, 2017, 40（5）：662-665.

[20] 张勇. 心理护理干预在糖尿病临床护理中的应用 [J/OL]. 实用临床护理学电子杂志, 2018, 3（47）：158-159.

[21] 李俊辰. 对糖尿病患者进行心理干预的临床应用效果 [J]. 天津药学, 2018, 30（3）：43-44.

[22] 韩春霞, 李欣, 李元宾, 等. 糖尿病饮食疗法的健康教育 [J]. 中国药物与临床, 2018, 18（10）：1847-1849.

[23] Franz M J, Macleod J, Evert A, et al. Academy of nutrition and dietetics nutrition practice guideline for type 1 and type 2 diabetes in adults: systematic review of evidence for medical nutrition therapy effectiveness and recommendations for integration into the nutrition care process[J]. Journal of the Academy of Nutrition and Dietetics, 2017, 117（10）：1659-1679.

[24] 郭桂花. 浅谈糖尿病患者饮食教育 [J]. 糖尿病新世界, 2017（6）：197-198.

[25] 李莉敏. 饮食疗法在糖尿病防治中的意义 [J]. 临床合理用药

杂志, 2012, 5（7C）：145.

[26] 朱婧, 袁静云. 糖尿病患者运动疗法的应用现状 [J]. 当代护士（中旬刊）, 2018, 25（2）：3-5.

[27] Knowler W C, Barrett-Connor E, Fowler S E. Reduction in the incidence of type 2 diabetes with life style intervention o mefformin[J]. N Engl J Med, 2002, 346（6）：393-403.

[28] 冯苇, 毛健宇, 保文莉, 等. 不同运动疗法对 II 型糖尿病的疗效对比 [J]. 昆明医科大学学报, 2018, 39（11）：43-46.

[29] 何修玲. 运动疗法在糖尿病治疗中的应用 [J]. 世界最新医学信息文摘, 2016, 16（2）：81, 70.

[30] 王耀光, 吕国枫, 任延波. 运动疗法对中老年 2 型糖尿病的疗效 [J]. 中国运动医学杂志, 2004, 23（6）：679-681.

[31] 沈意娜, 赵芳, 周立新, 等. 对 2 型糖尿病患者运动相关临床实践指南的评价研究 [J]. 中国护理管理, 2018, 18（6）：755-761.

[32] 蔡杰. 用药指导对社区糖尿病患者用药安全、效果的影响观察 [J/OL]. 中西医结合心血管病电子杂志, 2018, 6（32）：68.

[33] 罗琪. 2 型糖尿病患者的药学干预效果观察 [J]. 临床合理用药杂志, 2018, 11（10）：112, 116.

[34] 李蕾. 用药指导对老年糖尿病患者用药依从性及安全性的影响分析 [J]. 基层医学论坛, 2017, 21（35）：5012-5014.

[35] 朱小伶. 糖尿病患者生活方式干预与血糖控制、并发症预防效果随访研究 [J]. 中国社区医师, 2018, 34（26）：166-167.

[36] 王长莲. 生活方式干预对社区糖尿病患者血糖控制的影响 [J] 社区医学杂志, 2013, 11（14）：39-40.

[37] 王昀. 生活方式干预代谢综合征代谢相关指标临床观察 [D] 北京：北京中医药大学, 2014.

[38] 赵晓龙, 孙全娅. 糖尿病血糖监测方法及其特点 [J]. 世界临床药物, 2018, 39（12）：806-808.

[39] 张优潇, 侯方, 杨国荣, 等. 社区 2 型糖尿病患者自我血糖监测现状 [J]. 中国城乡企业卫生, 2018, 33（2）：60-61.

[40] 苏健霞. 糖尿病患者对自我血糖监测认知程度的调查分析 [J] 临床合理用药杂志, 2017, 10（13）：145-147.

[41] 许邃, 朱凌云. 2 型糖尿病并发症的中西医结合治疗研究进展 [J]. 中医药导报, 2015, 21（3）：44-46.

[42] 王宁宁. 糖尿病健康教育模式的研究进展 [J]. 名医, 2019（2）：68.

[43] 聂雪琼, 李英华, 李莉, 等. 中国 6 省糖尿病患者糖尿病防治素养现状及影响因素研究 [J]. 中国健康教育, 2014, 30（1）：7-10, 30.

[44] 王海林, 丁亚媛. 糖尿病健康教育的进展 [J]. 护理研究. 2004, 18（22）：1977-1979.

[45] 杨春红, 许金花. 优势内容递增教育法在糖尿病肾病维持性血液透析病人健康教育中的应用 [J]. 护理研究, 2015, 29（24）：3014-3016.

（收稿日期：2019-06-28）（本文编辑：周亚杰）

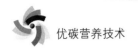

8. An Optimized Low-Carbohydrate Diet（OLCD）Plan for Overweight Management：An Open-Label，NonRandomized，Controlled Study.

［优化低碳水化合物饮食（OLCD）计划超重管理：一项开放、非随机、对照研究］

发表杂志：*Journal Of Obesity And Eating Disorders*

Research Article

iMedPub Journals
http://www.imedpub.com

Journal Of Obesity And Eating Disorders

2021

Vol. 7 No. 4: 30

An Optimized Low-Carbohydrate Diet (OLCD) Plan for Overweight Management: An Open-Label, Non-Randomized, Controlled Study

Received: August 05, 2021; Accepted: August 20, 2021; Published: August 27, 2021

Mingfu Lu[1]*, Jinshan Ji[2] and Caixia Du[1]

[1]Department of Medicine, Lu Behaviour Medicine Institute, Changping, Beijing, China, 102200

[2]Department of Preventive Medicine, Medical College, Yan'an University, Shaanxi, China, 716000

*Corresponding author: Mingfu Lu, Department of Medicine, Lu Behaviour Medicine Institute, Changping, Beijing, China, 102200, Tel: +86-10-89789520; E-mail: lumingfu@doctorlu.net

Abstract

To explore the effectiveness and safety of an Optimized Low-Carbohydrate Diet (OLCD) plan for overweight management, an open-label, non-randomized, controlled study was performed. The test group was given OLCD intervention in addition to conventional drug treatment and the control group was given only conventional drug treatment. After 42 days of intervention, the physiological and biochemical indicators of the two groups were compared. The weight, BMI, waist circumference, fasting blood glucose, fasting insulin and insulin resistance index of the intervention group were significantly decreased and the difference was statistically significant (P<0.05). The OLCD overweight management program can effectively reverse insulin resistance and improve the symptoms of obesity, which is better than simply using drug treatment.

Keywords: Low-carbohydrate diet; Obesity; Overweight management; Health education

Citation: Lu M, Ji J, Du C (2021) An Optimized Low-Carbohydrate Diet (OLCD) Plan for Overweight Management: An Open-Label, Non-Randomized, Controlled Study. J Obes Eat Disord Vol.7 No. 4:30.

Introduction

Obesity, as a chronic metabolic disorder, is a major public health problem worldwide. It is a main factor to diabetes which is high blood sugar levels caused by insulin secretion defects or insulin resistance and more than 90% are type diabetes [1, 2]. According to the IDF 2017 global obesity map, the current number of obesity patients in china is 89.6 million and it is estimated that the number of obesity patients in the world will reach 642 million by 2040 [3]. The increase in the number of patients with obesity may be due to population growth, aging and urbanization, the increase in unhealthy lifestyle and the decrease in physical activity [4]. Obesity control emphasizes the comprehensive management of lowering blood sugar, lowering blood pressure and lowering lipids. It cannot rely solely on drug treatment, but also requires continuous health management. Health management for overweight patients, such as exercise, diet, medication compliance, etc., can improve the patient's health status [5]. At present, a variety of low-carbohydrate diet models have emerged worldwide, but due to the influence of many factors, the effectiveness of management still needs to be further investigated [6]. This study proposes an Optimized Low-Carbohydrate Diet (OLCD) management programs on obesity and present an open-label, non-randomized, controlled trail. It aims to provide insights on clinical treatments of obesity.

Methods

All patients with obesity were diagnosed in the top hospitals in china and are divided into a test group and a control group according to specific conditions. The study was conducted from June 2018 to December 2020 and the clinic registry is ChiCTR1800016609. .

Obesity diagnostic criteria

According to international diagnostic criteria: BMI of 25 kg/m2 or greater, waist circumference greater than 35 in (88 cm) in women or 40 in (102 cm) in men, fasting blood glucose (fasting blood glucose, the FBG) >7.0 mmol/L or postprandial 2 h blood glucose (2 hours of postprandial blood glucose, 2 h PBG) >11.1 mmol/L, with clinical symptoms or blood glucose>11.1 mmol/L 2 hours after the glucose tolerance test [7].

Inclusion criteria

• Those who meet the criteria for diagnosis of obesity.

• Have the ability to act independently.

• Those who voluntarily sign an informed consent form and agree to participate in all inspections and interventions in accordance with the requirements of the OLCD plan.

Exclusion criteria

• Obesity particular type of gestational overweight and impaired glucose tolerance unexplained abnormalities.

• Patients with acute cerebrovascular sudden cardiac infarction, acute ketoacidosis, acute infection and surgery in a state of acute

ISSN 2471-8203   Vol. 7 No. 4: 30

stress.

- Mass in patients with cancer or cachexia.

- Patients with psychiatric disorders or missing awareness.

Intervention plan

The control group received routine medical treatment and treatment in the hospital. The OLCD intervention group is as follows:

- Tailor-made menu, choose low-sugar and low-fat ingredients, pay attention to food matching, balanced nutrition and strictly control carbohydrate, pork and lamb, the cooking method is mainly steaming and blanching cold salad.

- Nutrition-enhanced meal pack; the main ingredients of the meal pack are soy protein, black soybean and flaxseed oil.

- Moderate aerobic exercise every day 2-3 times aerobic exercise.

- Health management consultant tracking guidance, one to one service to solve problems encountered during the intervention, to develop nutrition recipes, supervise and guide subjects and carry out targeted health education. The entire intervention cycle was 42 days.

Observation indicators

Height, weight, BMI, waist circumference, fasting blood glucose, fasting insulin and insulin resistance index.

Statistical analysis

Use Epi data 3.1 software to establish a database, SPSS13.0 statistical software to analyze the data, use t test or analysis of variance for measurement data , use c 2 test for count data and the test level is α=0.05.

Results

Basic result

A total of 856 cases (462 males and 394 females) were included in the study and their ages were (44.61 ± 9.49). The intervention group had 435 patients (213 males and 222 females), aged (43.71 ± 9.80); the control group was selected diabetic patients at the same time, with a total of 421 patients (249 males and 172 females), aged (45.54 ± 9.08).

Comparison of various indicators between the two groups before the intervention

Before the OLCD intervention, the physiological and biochemical indicators of the two groups were compared. The results showed that there was no statistical difference in body weight, waist circumference, fasting blood glucose, fasting insulin and insulin resistance index (P>0.05) **(Table 1)**.

Comparison of various indicators between the two groups after the intervention

After the 42-day intervention period, the physiological and biochemical indicators of the two groups were compared. The results showed that the weight, BMI, waist circumference, fasting blood glucose, fasting insulin and insulin resistance index of the intervention group were significantly lower than those of the control group. The difference is statistically significant (P<0.05) **(Table 2)**.

Table 1: Comparison of indicators between the two groups before intervention (± s).

Category	Weight (kg)	BMI	Waist circumference (cm)	Fasting blood glucose (mmol/l)	Fasting insulin (MU/L)	Insulin resistance index
Intervention group	76.04 ± 14.37	27.59 ± 3.93	94.98 ± 11.37	6.23 ± 2.08	32.31 ± 80.74	9.44 ± 31.10
Control group	74.66 ± 12.82	26.82 ± 3.39	93.78 ± 9.82	6.23 ± 2.15	27.84 ± 41.99	7.51 ± 12.73
t	1.48	3.08	1.65	-0.05	1.01	1.18
P	0.14	0.002	0.09	0.95	0.31	0.23

Table 2: Comparison of indicators between the two groups after intervention (± s).

Category	Weight (kg)	BMI	Waist circumference (cm)	Fasting blood glucose (mmol/l)	Fasting insulin	Insulin resistance index
Intervention group	69.45 ± 12.46	25.03 ± 3.48	87.55 ± 9.98	5.65 ± 1.67	22.47 ± 42.86	5.60 ± 10.77
Control group	74.00 ± 12.77	26.45 ± 3.44	94.76 ± 38.75	6.04 ± 2.05	31.46 ± 73.18	8.87 ± 26.09
t	-5.27	-6.00	-3.75	-3.03	-2.20	-2.41
P	0.00	0.00	0.00	0.00	0.03	0.02

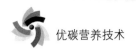
Discussion

The concept of health management was first advocated in the United States. Today, 77 million Americans enjoy medical services in approximately 650 health management organizations [8]. The 2017 version of the obesity diagnosis and treatment standards recommends that every patient with obesity should actively carry out health education, self-management and treatment planning with his/her health care team, including cooperation in the development of a personalized diet plan [9]. Based on this study, we introduced an optimized low-carbohydrate diet plan for patients with obesity; it also includes a comprehensive health management program.

Before the intervention, the physiological and biochemical indicators of the two groups were compared. The results showed that there was no statistical difference in body weight, waist circumference, fasting blood glucose, fasting insulin and insulin resistance index ($P>0.05$), indicating that the baseline data of the two groups of patients before the intervention were comparable.

After 42 days of intervention, the weight, BMI, waist circumference, fasting blood glucose, fasting insulin and insulin resistance index of the intervention group were significantly lower than those of the control group, the difference was statistically significant ($P<0.05$) and the fasting of the intervention group blood sugar levels have returned to normal levels. Asians rely on white rice as the main food, which provides more than 30% of the daily energy [10]. The high intake of white rice is closely related to the occurrence of obesity and various metabolic syndromes [11]. Asian populations are more likely to suffer from obesity than caucasian populations and the transition from overweight to obesity is more rapid and severe [12]. During the entire intervention process, we worked with patients to formulate nutritional diets and strictly controlled the intake of carbohydrate in the diets. Increase the intake of beef, chicken and vegetables. Studies have shown that increasing the intake of fat, dietary fiber, animal and plant protein in food can reduce blood sugar response [13]. Therefore, the weight, BMI, fasting blood glucose, fasting insulin and insulin resistance index of the intervention group were significantly improved through changes in diet.

Sedentary lifestyle is closely related to the occurrence of obesity, regular exercise can reduce diseases such as obesity and metabolic syndrome [14,15]. During the intervention process, a health management consultant accompanied the patient to carry out aerobic exercise to improve the effect of blood sugar control. It is difficult for many obesity patients to adhere to the task of self-management [16-19]. Therefore, we have equipped each patient with one-to-one professional health management coach to supervise, encourage and help them complete diet and exercise intervention programs. Improve compliance, which is a powerful guarantee for weight control.

Conclusion

In summary, this study presents an optimized low-carbohydrate diet method and once again confirmed that changes in diet and

exercise have positive significance for the treatment of obesity, although the exact mechanism of the relationship between lifestyle intervention, weight reduction and improvement of obesity is still unclear. Changes in hormone signal transduction, especially adipocyte-derived factors may play an important role. Structured health education, lifestyle changes and appropriate medical interventions are effective in controlling blood sugar. After the intervention, the patient's weight change levels, blood sugar and disease change levels, as well as the quality of life, require long-term follow-up for observation. A more in-depth explanation of the intervention effect of OLCD plan on obesity is needed in the future.

References

1. Liu X, Pan F, Ba Z, Wang S, Wu D (2018) The potential effect of type 2 obesity mellitus on lumbar disc degeneration: A retrospective single-center study. J Orthop Surg Res 13: 52.

2. Kong CG, Park JB, Kim MS, Park EY (2014) High glucose accelerates autophagy in adult rat intervertebral disc cells. Asian Spine J 8: 543-548.

3. Prasannakumar HR, Mahesh MG, Menon VB, Srinath KM, Shashidhara KC, et al. (2018) Patient self-reported quality of life assessment in type 2 obesity mellitus: A pilot study. Niger J Clin Pract 21: 343-349.

4. Rathmann W, Giani G (2004) Global prevalence of obesity: Estimates for the year 2000 and projections for 2030. Obes Care 27:1047-1053.

5. Harris MI (2000) Health care and health status and outcomes for patients with type 2 obesity. Obes Care 23: 754-8.

6. Li Xue, Mu Jun (2016) Obesity health management model and optimization method. Chinese Health Educ 32: 855-858.

7. Samahy MH, Elbarbary NS, Elmorsi HM (2015) In children and adolescents with obesity in Egypt. Where do we stand now and where do we go from current status of obesity management, glycemic control and complications here? Obesity Res Clin Pract 107: 370-376.

8. Ning (2012) Health management for 2 evaluation of the efficacy of type 1 obesity. Northern acceptable 9: 71-73.

9. Chester B, Stanely WG, Geetha T (2018) Quick guide to type 2 obesity self-management education: Creating an interdisciplinary obesity management team. Obesity Metab Syndr Obes 641-645.

10. Zhang G, Pan A, Zong G, Yu Z, Wu H et al. (2011) Substituting white rice with brown rice for 16 weeks does not substantially affect metabolic risk factors in middle-aged chinese men and women with obesity or a high risk for obesity. J Nutr 141: 1685-90.

11. Nanri A, Mizoue T, Noda M, Takahashi Y, Kato M, et al. (2010) Rice intake and type 2 obesity in japanese men and women: The japan public health center-based prospective study. Am J Clin Nutr 92: 1468-1477.

12. Xu Y , Wang L , He J (2013) Prevalence and control of obesity in chinese adults. JAMA 310: 948-59.

Journal of Obesity and Eating Disorders
ISSN 2471-8203

2021

Vol. 7 No. 4: 30

13. Tan SY, Siow PC, Peh E, Henry CJ (2017) Influence of rice, pea and oat proteins in attenuating glycemic response of sugar-sweetened beverages. Eur J Nutr.57: 2795-2803.

14. Channanath AM, Farran B, Behbehani K, Thanaraj TA (2013) State of obesity, hypertension and comorbidity in Kuwait: Showcasing the trends as seen in native versus expatriate populations. Obes Care 36: E75-E75.

15. Colberg SR, Sigal RJ, Fernhall B, Regensteiner JG, Blissmer BJ, et al. (2010) Exercise and type 2 obesity: The American college of Sports medicine and the american obesity association: Joint position statement executive summary. Obes Care 33: 2692–6.

16. Rhee MK, Slocum W, Ziemer DC, Culler SD, Cook CB, et al. (2005) Patient adherence improves glycemic control. Obes Educ 31: 240-250.

17. Association AD (2018) Obesity management for the treatment of type 2 obesity: Standards of medical care in obesity. Obes Care 41: S65.

18. Ye DW, Rong XL, Xu AM, Guo J (2017) Liver-adipose tissue crosstalk: A key player in the pathogenesis of glucolipid metabolic disease. Chin J Integr Med 23: 410-414.

19. Oh KJ, Lee DS, Kim WK, Han BS, Lee SC, et al. (2017) Metabolic adaptation in obesity and type II obesity: Myokines, adipokines and hepatokines. Int J Mol Sci 18: 8.

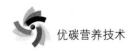

参考文献

[1] Trends in adult body-mass index in 200 countries from 1975 to 2014: a pooled analysis of 1698 population-based measurement studies with 19·2 million participants[J]. The Lancet，2016，387(10026).

[2] 中新网. 报告：全球 22 亿人超重 2015 年 400 万人因肥胖死亡 [EB/OL].（2017-06-13）[2021-07-13]. http：//world.chinadaily.com.cn/2017-06-13/content_29724106.htm

[3] 阮菁，李乃适. 肥胖是一种慢性病：从近年来各国指南解读肥胖的诊治 [J]. 中国临床医生杂志，2015，43（10）：1-4.

[4] 环球网. 研究预计 2045 年全球有 1/4 人口肥胖 1/8 将患 2 型糖尿病 [EB/OL].（2018-05-24）[2021-07-24]. https：//health. huanqiu.com/article/9CaKrnK8Iyd

[5] 逯明福. 用生活方式解决生活方式病 [M]. 北京：中医古籍出版社，2015.

[6] 中国高血压防治指南修订委员会. 中国高血压防治指南 2018 年修订版 [M]. 北京：人民卫生出版社，2018.

[7] 中华人民共和国卫生部疾病控制司. 中国成人超重和肥胖症预防控制指南 [M]. 北京：人民卫生出版社，2006.

[8] 人民网健康卫生频道. 发胖加重心脏负担，肥胖最伤害 5 大器官 [EB/OL].（2015-04-03）[2021-04-03]. http://health.people.com.cn/n/2015/0403/c14739-26797673.html

[9] 医脉通. 中国心血管病报告（2017）[EB/OL].（2018-01-23）[2022-01-23].

https://news. medlive. cn/heart/%20info-progress/show-138301_129. html

[10] 王超英，何金红. 高尿酸血症与高血压、肥胖、高血脂、糖尿病的关系分析 [J]. 实用医学杂志，2010，26（05）：819-821.

[11] 逯明福，曾文，杜彩霞，等. 饮食与运动相结合的健康管理计划对四高人群的影响研究 [J]. 中国民康医学，2017，29（15）：85-88.

[12] Must Aviva，Eliasziw Misha，Phillips Sarah M，et al. The Effect of Age on the Prevalence of Obesity among US Youth with Autism Spectrum Disorder.[J]. Childhood obesity (Print)，2017，13(1).

[13] Excessive body fat around the middle linked to smaller brain size，study Finds，sciencedaily，January 9，2019.

https://www. sciencedaily. com/releases/2019/01/190109164233. htm

[14] Nirav R Shah，Eric R Braverman. Measuring adiposity in patients：the utility of body mass index (BMI)，percent body fat，and leptin.[J]. PLoS ONE，2017，7(4).

[15] 翟屹，房红芸，于文涛，等. 2010—2012 年中国成年人腰围水平与中心型肥胖流行特 [J]. [2023-06-29].

[16] 杨晓洁，姚晓红，严款，等. 成人体脂分布与胰岛素抵抗、胰岛 β 细胞功能及代谢紊乱的关系 [J]. 中华高血压杂志，2014，22（01）：100.

[17] 姜勇，张梅，李镒冲，等. 2010 年我国中心型肥胖流行状况及腰围分布特征分析 [J]. 中国慢性病预防与控制，2013，21（03）：288-291.

[18] 中国肥胖问题工作组数据汇总分析协作组. 我国成人体重指数和腰围对相关疾病危险因素异常的预测价值：适宜体重指数和腰围切点的研究 [J]. 中华流行病学杂志，2002（01）：10-15.

[19] 张荣欣，薛长勇，郑子新，等. 成人 BMI 与体脂含量和脂肪分布的关系 [J]. 营养学报，2002（02）：144-148.

[20] NEJM.Cardiovascular Effects of Intensive Lifestyle Intervention in Type 2 Diabetes，July 11.2013.

https://www.nejm.org/doi/full/10.1056/ NEJMoa1212914?query=featured_home#t=abstract

[21] 王淼. 生物化学 [M]. 北京：中国轻工业出版社，2017：296.

[22] Matthews DR，Hosker JP, Rudenski AS，et al. Homeostasis model assessment：insulin resistance and betacell function from fasting plasma glucose and insulin concentrations in man. Diabetologia. 1985 Jul，28(7): 412-9.

[23] 中华人民共和国卫生部疾病控制司. 中国成人超重和肥胖症预防控制指南 [M]. 北京：人民卫生出版社，2006：12-14.

[24] 光明日报. 不良生活习惯可能会影响你的"寿命" [EB/OL].（2021-09-16）[2021-10-16].

https：//m.gmw.cn/baijia/2021-09/16/1302583830.html

[25] NCBI. Pathways from dieting to weight regain, to obesity and to the metabolic syndrome：an overview.2015 Feb.

https：//pubmed.ncbi.nlm.nih.gov/25614198/

[26] 黑龙江日报. 锻炼节食减肥基本上没用 [EB/OL].（2015-07-19）[2022-07-19].

http://epaper.hljnews.cn/hljrb/20150719/131535.html

[27] 医脉通. 五种获批减肥药的"是与非" [EB/OL].（2016-04-15）[2022-04-15].

https：//news.medlive.cn/endocr/info-progress/show-110956_46.html

[28] 王建枝. 病理生理学 [M]. 北京：人民卫生出版社，2013：95-96.

[29] 周芸. 临床营养学 [M]. 北京：人民卫生出版社，2017：75-76.

[30] 张小小,孙伯民. 神经性厌食症的治疗进展 [J]. 国际精神病学杂志, 2013,40（03）：182–185.

[31] Westman Eric C, Feinman Richard D, Mavropoulos John C，et al. Low–carbohydrate nutrition and metabolism.[J]. The American journal of clinical nutrition，2007，86(2).

[32] Robert Oh R, Uppaluri KR. Low Carbohydrate Diet.Treasure Island （FL）：Stat Pearls Publishing, 2018.

[33] Freeman JM，Kossoff EH，Hartman AL.The ketogenic diet:one decade later.[J].Pediatrics, 2007, 119(3):535–543.DOI:10.1542/peds.2006–2447.

[34] 杨荣武. 生物化学 [M]. 北京：科学出版社，2013.

[35] 王卫平. 儿科学 [M]. 北京：人民卫生出版社，2018.

[36] 张蕴琨. 运动生物化学 [M]. 北京：高等教育出版社，2014：75.

[37] 医学界神经病学频道. 终结阿尔茨海默病：让患者优雅老去 [EB/OL].（2018–09–21）[2022–09–21]. https: /www. sohu. com/ a/255335562_377335

[38] Sara B Seidelmann, Brian Claggett, Susan Cheng，et al. Dietary carbohydrate intake and mortality：a prospective cohort study and meta–analysis[J]. The Lancet Public Health, 2018，3(9).

[39] 白玉婷，周白丽. 氧化应激与心血管疾病关系的研究进展 [J]. 医学综述，2012，18（02）：192–194.

[40] 吴清忠. 人体使用手册 [M]. 北京：北京科学技术出版社，2019.

[41] Seyfried TN, Sanderson TM, El–Abbadi MM，et al. Role of glucose and ketone bodies in the metabolic control of experimental brain cancer. [J]. British journal of cancer, 2003, 89(7).

[42] Xie Jiansheng, Wu Hao, Dai Chunyan，et al. Beyond Warburg effect–– dual metabolic nature of cancer cells.[J]. Scientifi creports, 2014, 4(1).

[43] Egashira R，Matsunaga M，Miyake A，et al. Long–Term Effects of a

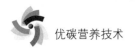

Ketogenic Diet for Cancer[J]. Nutrients, 2023, 15(10):2334.

[44] Cohen Caroline W，Fontaine Kevin R, Arend Rebecca C，et al. A Ketogenic Diet Reduces Central Obesity and Serum Insulin in Women with Ovarian or Endometrial Cancer.[J]. The Journal of nutrition, 2018, 148(8).

[45] Matthew K.Taylor, Debra K.Sullivan, Jonathan D.Mahnken, et al. Feasibility and efficacy data from a ketogenic diet intervention in Alzheimer's disease[J].Alzheimer's & Dementia：Translational Research & Clinical Interventions，2018, 4(C).

[46] Kruis W，Forstmaier G，Scheurlen C, et al. Effect of diets low and high in refi ned sugars on gut transit，bile acid metabolism，and bacterial fermentation.[J].Gut,1991,32(4).

[47] Goldberg Emily L, Molony Ryan D, Kudo Eriko, et al. Ketogenic diet activates protective γδ Tcell responses against influenza virus infection. [J]. Science immunology, 2019,4(41).

[48] Shai Iris, Schwarzfuchs Dan, Henkin Yaakov, et al. Weight loss with a lowcarbohydrate, Mediterranean, or low–fat diet.[J]. The New England journal of medicine, 2008, 359(3).

[49] 王瑞元，苏全生. 运动生理学 [M]. 北京：人民体育出版社，2012.

[50] 运动医学编写组. 运动医学 [M]. 北京：北京体育大学出版社，2016.

[51] These 6 Simple Exercises Can Cut Body Weight, Even if You're Predisposed to Obesity, sciencealert, 06 January 2020. https://www. sciencealert.com/these-6-exercises-can-cut-body-weight-even-if-you-re-predisposed-to-obesity.

[52] 孙广仁，郑洪新. 中医基础理论 [M]. 北京：中国中医药出版社，2012.

[53] Esther, G. (2011). Dirt Poor：Have Fruits and Vegetables Become Less Nutritious?. Retrieved 24 July, 2016. https://www.scientificamerican.com/article/soil-depletion-andnutrition-loss/

[54] 金伯泉. 医学免疫学 [M]. 北京：人民卫生出版社，2008.

[55] Samaha Frederick F, Iqbal Nayyar, Seshadri Prakash, et al. A low-carbohydrate as compared with a low-fat diet in severe obesity.[J]. The New England journal of medicine, 2003, 348(21).

[56] Tay Jeannie, Thompson Campbell H, Luscombe-Marsh Natalie D，et al. Effects of an energy-restricted low-carbohydrate, high unsaturated fat/low saturated fat diet versus a high-carbohydrate, low-fat diet in type 2 diabetes：A 2-year randomized clinical trial.[J]. Diabetes, obesity & metabolism, 2018, 20(4).

[57] 桑丹，陆泽元，凤香清，等. 适度低碳水化合物饮食对超重 / 肥胖新诊断 2 型糖尿病患者心血管危险因素的影响 [J]. 中国循证心血管医学杂志，2018，10（06）：698-701.

[58] 杨辉，张片红，江波，等. 生酮饮食及限能平衡饮食对超重及肥胖者人体成分及生化指标的影响 [J]. 营养报，2018，40（04）：403-405.

[59] 白华，王志丽，李亚杰. 逯博士健康管理方案对大学生肥胖者体质影响的实证对比研究 [J]. 邢台学院学报，2018，33（04）：170-173.

[60] 曾婷，林楚慧，叶小芳，等. 30% 低碳水化合物饮食治疗 2 型糖尿病的效果研究 [J]. 中国全科医学，2020，23（16）：2030-2033.

[61] Hallberg Sarah J, McKenzie Amy L, Williams Paul T, et al. Effectiveness and Safety of a Novel Care Model for the Management of Type 2 Diabetes at 1 Year：An Open-Label, Non-Randomized, Controlled Study.[J]. Diabetes therapy：research, treatment and education of diabetes and related disorders, 2018, 9(2).

[62] 张倩，张永莉，逯明福，等. 代餐饮食主导的生活方式管理对 2 型糖尿病患者的影响 [J]. 中国慢性病预防与控制，2019，27（01）：65-68.

[63] 中国 2 型糖尿病防治指南（2017 年版）[J]. 中国实用内科杂志，2018，38（04）：292-344.

[64] 中国 2 型糖尿病防治指南（2020 年版）[J]. 中国实用内科杂志，2021，41（08）：668-695.

[65] Westman Eric，Yancy William，Mavropoulos John，et al. The effect of a low-carbohydrate, ketogenic diet versus a low-glycemic index diet on glycemic control in type 2 diabetes mellitus[J]. Nutrition & Metabolism，2008，5(1).

[66] T.P. Wycherley, N.D. Luscombe-Marsh, C.H. Thompson, et al. Effects of weight loss with a very low carbohydrate, low saturated fat diet on endothelial function in patients with T2DM [J]. Journal of Nutrition & Intermediary Metabolism，2014, 1 (C).

[67] Wang Li Li, Wang Qi, Hong Yong, et al. The Effect of LowCarbohydrate Diet on Glycemic Control in Patients with Type 2 Diabetes Mellitus[J]. Nutrients, 2018, 10(6).

[68] Incidence and precursors of hypertension in young adults：The Framingham offspring study，sciencedirect. https://www.sciencedirect.com/science/article/abs/pii/0091743587900879

[69] Yancy WS Jr，Westman EC，McDuffie J. A randomized trial of a lowcarbohydrate diet vs orlistat plus a low-fat diet for weight loss.[J]. Archives of Internal Medicine, 2010, 170(2).

[70] Tay Jeannie, Luscombe-Marsh Natalie D, Thompson Campbell H, et al. A very low-carbohydrate, low-saturated fat diet for type 2 diabetes management：a randomized trial.[J]. Diabetes care, 2014, 37(11).

[71] 诸骏仁，高润霖，赵水平，等. 中国成人血脂异常防治指南（2016年修订版）[J]. 中国循环杂志，2016，31（10）：937-953.

[72] Noakes Manny, Foster Paul, Keogh Jennifer, et al. Comparison of isocaloric very low carbohydrate/high saturated fat and high carbohydrate/low saturated fat diets on body composition and cardiovascular risk[J]. Nutrition & Metabolism, 2006, 3(1).

[73] Elza Muscelli, Andrea Natali, Stefano Bianchi, et al. Effect of insulin on renal sodium and uric acid handling in essential hypertension[J]. American Journal of Hypertension, 1996, 9(8).

[74] 夏瑜雯，钟绍，陶秋华. 生酮饮食与体质量控制在痛风患者中的临床应用效果 [J]. 贵州医药，2018，42（09）：1141-1143.

[75] 史琳娜. 临床营养学 [M]. 2 版. 北京：人民卫生出版社，2013.